Melone, Ananas & Co.

Die besten Rezepte für exotisches Obst

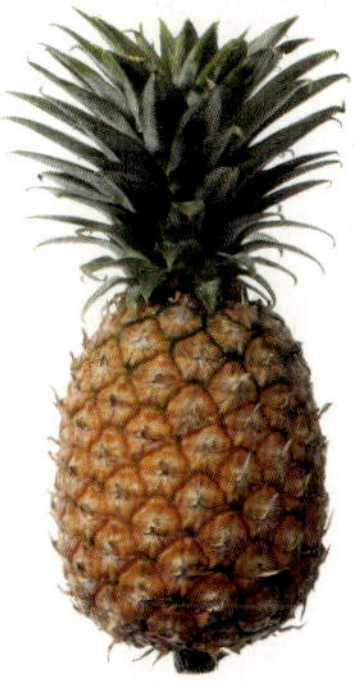

Compact Verlag

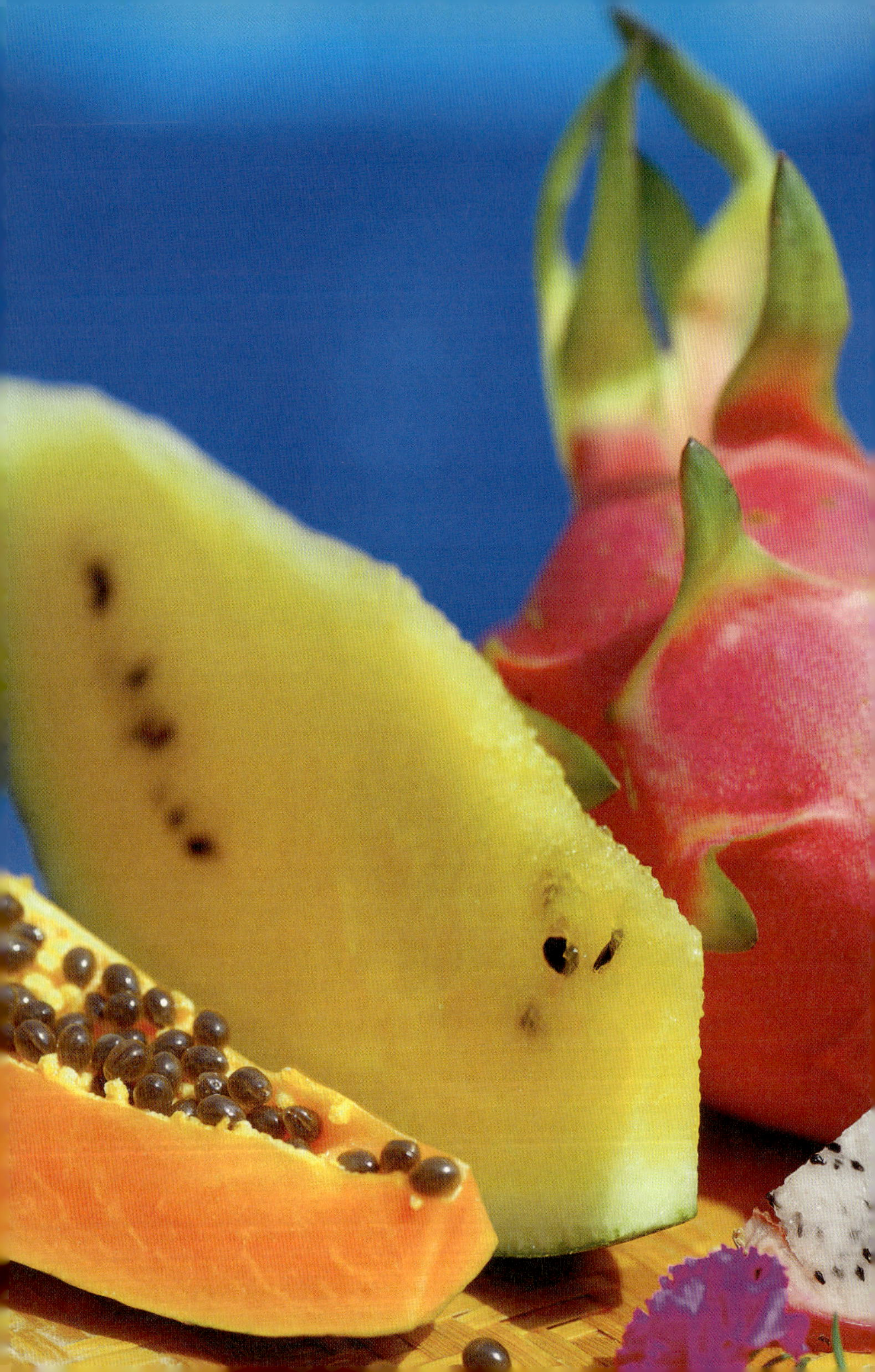

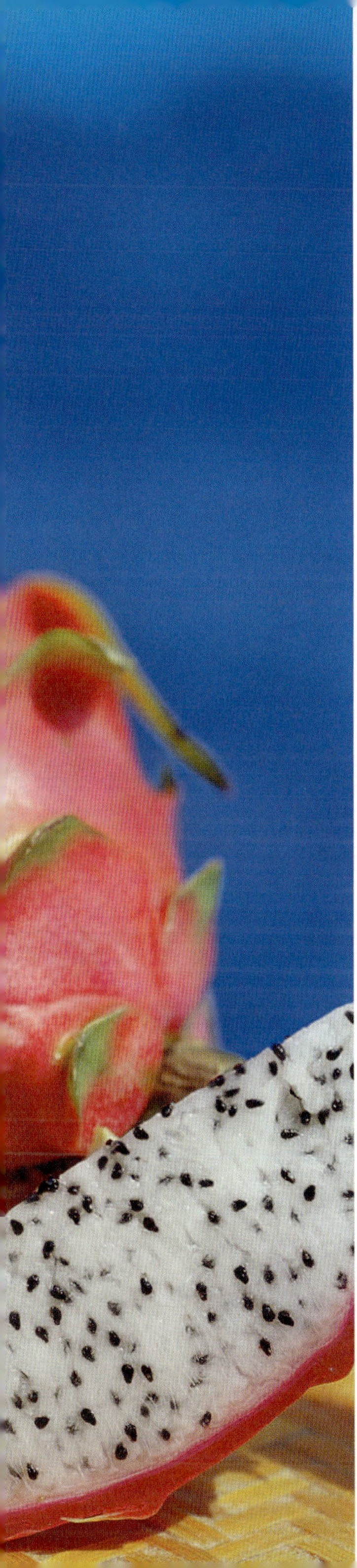

EXOTISCHES OBST

REZEPTTEIL

Paradiesischer Genuss

Exotische Früchte bringen den Genuss der ganzen Welt auf den Teller. Die weit gereisten Köstlichkeiten kommen aus den Tropen und Subtropen und bereichern mit ihrem herrlichen Aroma unseren Speiseplan. Und dabei punkten sie auch noch mit inneren Werten, denn in Sachen Vitamine, Mineral- und Bioaktivstoffe haben sie einiges zu bieten. Gründe genug, um mit den raffinierten Rezepten in diesem Buch auf kulinarische Weltreise zu gehen!

Kleines Lexikon der Exoten

Ananas
Die königliche Frucht kommt ganzjährig vor allem von der Elfenbeinküste, aus der Dominikanischen Republik, Costa Rica, Ghana, Kamerun oder Brasilien zu uns. Reife Früchte duften intensiv, außerdem lassen sich die inneren grünen Blätter leicht aus der Blattkrone zupfen.
Die Ananas ist reich an Vitamin C und Vitamin A. Sie schmeckt pur, in Obstsalaten, Kuchen oder als Saft in Shakes und verfeinert als süßsaure Zutat Sauerkraut, Gemüse- oder Geflügelgerichte.

Tipp
Das Enzym Bromelin in der frischen Ananas wirkt verdauungsfördernd, lässt aber auch Milchprodukte bitter schmecken und verhindert das Festwerden von Gelatine. Kurzes Überbrühen zerstört das Enzym und seine Wirkung.

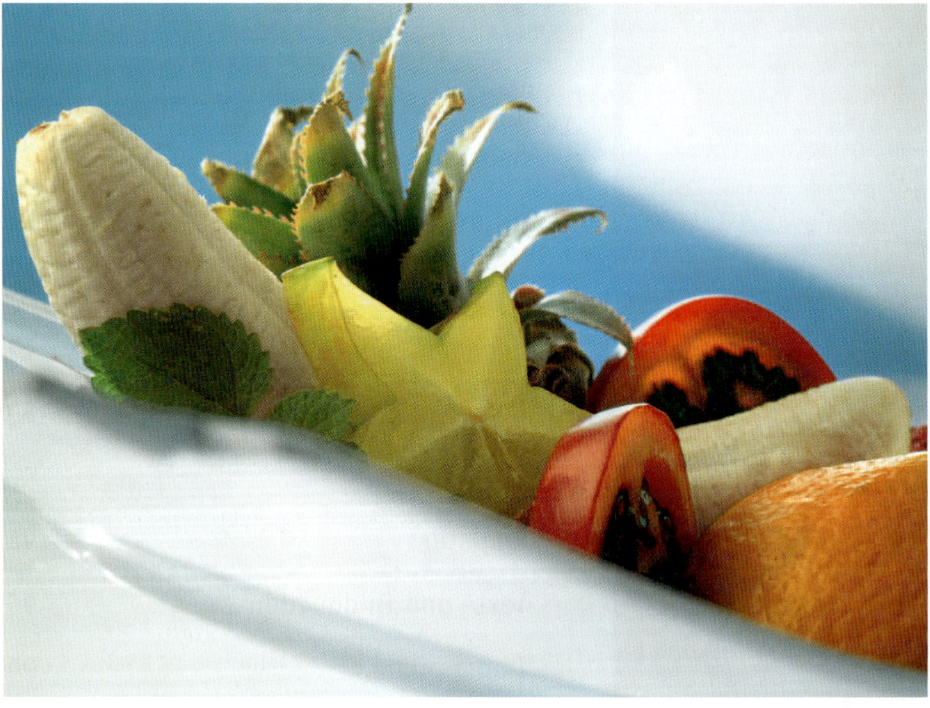

Banane
Die »krumme Gelbe« kommt vor allem aus Südamerika oder Afrika zu uns und ist botanisch betrachtet eine Beere. Sie wird unreif geerntet und reift dann nach. Bei uns sind vor allem die süßen Obstbananen bekannt und beliebt. Es gibt aber auch mehlige Kochbananen, die in den Ursprungsländern als stärkereiche Beilage geschätzt werden. Bananen werden ganzjährig angeboten. Je gelber ihre Schale ist und je mehr braune Flecken diese hat, desto reifer und süßer sind die Früchte.
Bananen sind sehr nährstoffreich und besonders bei Sportlern ein beliebter »Energiesnack«. Zudem verwendet man sie gerne in Obstsalaten, Milchshakes, Desserts oder Gebäck, aber auch in pikanten indischen oder asiatischen Gerichten.

Tipp
Probieren Sie mal Kochbananen-Chips: Bananenscheiben in Chiliflocken wälzen und in Öl ausbacken.

Feige
Ursprünglich aus Vorderasien werden Feigen heute im gesamten Mittelmeerraum, besonders in der Türkei, sowie in Kalifornien und Australien angebaut. Die birnenförmigen Früchte sind je nach Sorte und Reife

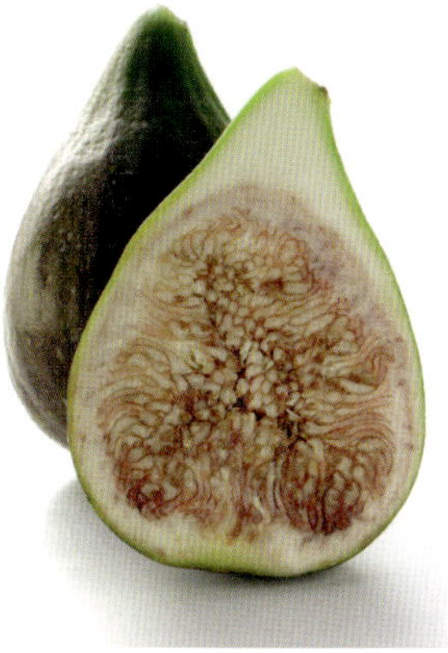

grüngelb bis blauviolett. Das Innere ist hell- bis dunkelrot mit kleinen Samenkernen und schmeckt süß und mild. Hauptsaison ist im Spätsommer.
Feigen sind reich an Mineralstoffen. Sie können frisch mit Schale gegessen oder ausgelöffelt werden, sie schmecken aber auch zu Käse und Fleisch sehr gut.

Granatapfel
Die leuchtend rote Frucht wird vor allem im Mittelmeerraum, in Kalifornien und Brasilien angebaut. Die eigentlichen Früchte der Scheinbeere sind die kleinen Kernchen, die unter der ledrigen Schale liegen. Der leicht bittere Geschmack erinnert an Johannisbeeren. Das größte Angebot findet sich um die Weihnachtszeit. Granatäpfel sind lange haltbar und auch noch gut, wenn die Schale schon runzlig ist. Die mineralstoffreichen Kerne sind schöne Farbtupfer für Obstsalate, aber auch für Fleischgerichte oder Salate. Den Saft kann man pur trinken, er wird aber meist zum Färben und Aromatisieren von Süßspeisen oder Gelees verwendet. Konzentriert als Grenadinesirup ist er unverzichtbar für Cocktails.

Kaki
Ursprünglich in Asien zu Hause wird die Kaki heute auch in Brasilien, Kalifornien, Florida und den Mittelmeerländern, vor allem in Israel, angebaut. Die orangerote, tomatengroße Beerenfrucht gibt es in zahlreichen Sorten. Eine sehr beliebte Sorte ist die israelische Sharonfrucht. Das orange, saftige Fruchtfleisch schmeckt leicht nach Aprikose und Vanille. Je reifer die Frucht, desto süßer und weicher ist sie. Hauptsaison ist von Oktober bis März.
Kakis enthalten viel Karotin und schmecken am besten pur.

Kaktusfeigen
Die Kaktusfrucht stammt aus Mexiko, wird aber heute überall in den Tropen und Subtropen angebaut. Die eigroßen Früchte sind je nach Sorte grün, gelb oder rot und verbergen unter der stacheligen Schale erfrischendes Fruchtfleisch. Sie sind kalorienarm und verdauungsfördernd. Am besten

schmecken sie pur, nachdem die Schale – wegen der unangenehmen kleinen Stacheln am besten mit Handschuhen – abgeschält wurde.

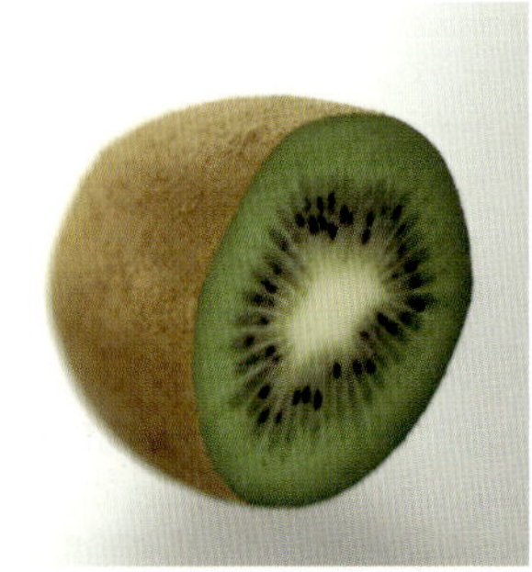

Kiwi
Die eiförmige Beerenfrucht kommt vor allem aus Neuseeland. Unter der haarigen, braunen Schale steckt knallgrünes Fruchtfleisch. Der säuerliche Geschmack erinnert an Stachelbeeren. Die Früchte werden unreif geerntet, lassen sich lange lagern und werden beim Nachreifen immer weicher.
Die Kiwi ist eine wahre Vitamin-C-Bombe. Am besten schmecken die Früchte pur aus der Schale gelöffelt, geschält und klein geschnitten in Obstsalaten oder als Kuchenbelag.

Kokosnuss
Die Frucht der Kokospalme ist keine Nuss, sondern eine Steinfrucht. Je frischer, desto mehr Wasser enthält sie und desto lauter plätschert es beim Schütteln. Zum Knacken der Nuss die »Augen« mithilfe von Hammer und Nagel aufschlagen und das Wasser herausgießen. Die Schale rundherum anklopfen und aufschlagen oder -sägen, dann das weiße Fruchtfleisch herausschaben.
Aus diesem gehaltvollen, fettreichen Fleisch lässt sich einiges machen: Kokosfett oder -öl zum Braten, Kokosmilch oder -creme, die z. B. thailändische Currys oder Süßspeisen anreichert und frische oder getrocknete Kokosraspel für Gebäck, Müslis, Quarkspeisen oder andere Desserts. Bei uns ist weniger die ganze Nuss als die daraus gewonnenen Produkte von Bedeutung.

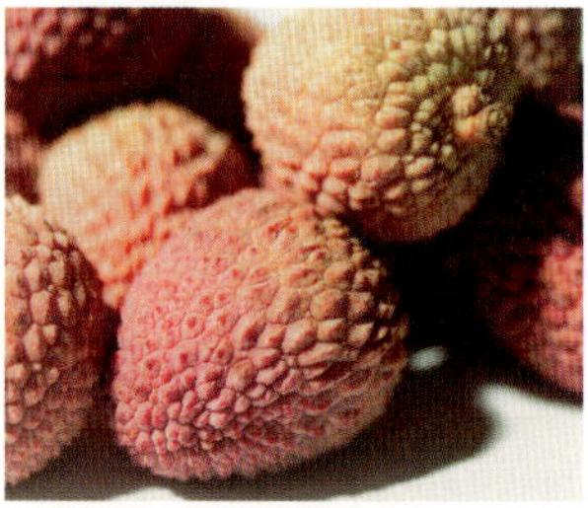

Litschi
Die kleinen, nussförmigen Früchte sind in den ganzen Tropen verbreitet. Unter der rosafarbenen, rauen Schale verbirgt sich zartes, glasig weißes Fruchtfleisch mit leichtem Rosenduft und einem süßsauren Geschmack, außerdem ein ungenießbarer Kern. Saison ist vor allem in den Wintermonaten.
Die kleinen Kugeln sind Vitamin-C-reich. Zum Verzehr die Schale wie bei Erdnüssen knacken, das Fruchtfleisch herauslösen und den Kern entfernen. Frische Litschis sind als Snack sehr erfrischend, konservierte Früchte eignen sich für Obstsalate oder süßsaure asiatische Gerichte.

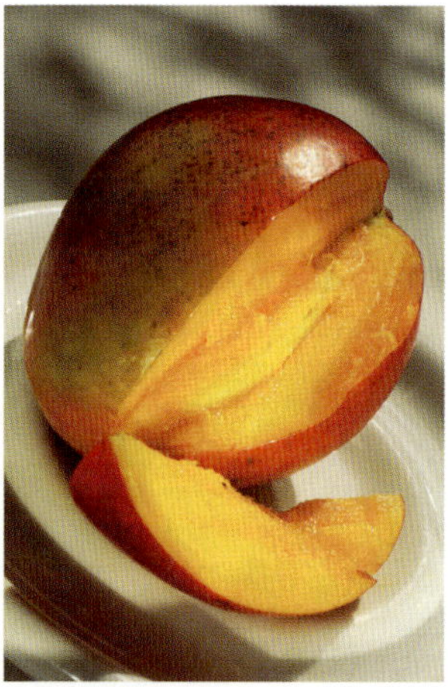

Mango
Die Steinfrucht mit dem süßsäuerlichen Geschmack und dem leuchtend gelben Fruchtfleisch ist die Nationalfrucht Indiens, das bis heute das bedeutendste Anbaugebiet ist. Die ovalen Früchte haben je nach Sorte eine grüne, gelb-rote oder orangefarbene Schale. Reif geben sie auf Druck leicht nach. Unreife, feste Früchte eignen sich prima für pikante asiatische Gemüsegerichte, Chutneys und Pickles. Bei Zimmertemperatur reifen die

Früchte langsam nach. Sie enthalten Vitamin C und viel Karotin. Mangos verfeinern Fruchtsalate, sind häufig Zutat in exotischen Desserts und schmecken als Kuchenbelag oder mit Jogurt püriert als Drink.

Maracuja (Passionsfrucht)
Die kleine Frucht mit dem einzigartigen Geschmack stammt aus Südamerika. Es gibt unzählige Sorten, am bekanntesten sind die gelbe Maracuja und die rote Granadilla. Ursprünglich glatt, wird die Schale nach der Ernte schrumpelig. Das geleeartige Innere umschließt zahlreiche essbare Samenkerne.
Die frischen Früchte lassen sich pur genießen – einfach das Fruchtfleisch aus der Schale löffeln. Das passierte Fruchtfleisch veredelt genau wie Maracujasaft oder -sirup Süßspeisen, Getränke oder Konfitüren. Neben B-Vitaminen und Karotin enthält die Maracuja verdauungsfördernde Fruchtsäuren.

Tipp
Für ein himmlisches Maracujaeis das Fruchtfleisch unter angetautes Vanilleeis mischen.

Melone
Melonen gehören zur Kürbisfamilie und sind streng genommen gar kein Obst, sondern Gemüse. Die unzähligen Sorten lassen sich in die zwei Gruppen Wasser- und Zuckermelonen einteilen. Die Wassermelone hat eine grüne, mehr oder weniger gestreifte Schale und charakteristisch rotes Fruchtfleisch mit oder ohne schwarze Kerne. Sie kann bis zu 15 kg schwer werden und besteht bis zu 95 % aus Wasser. Alle anderen in unseren Breiten erhältlichen Melonen gehören der Gruppe der Zuckermelonen an und bringen nur magere 1–4

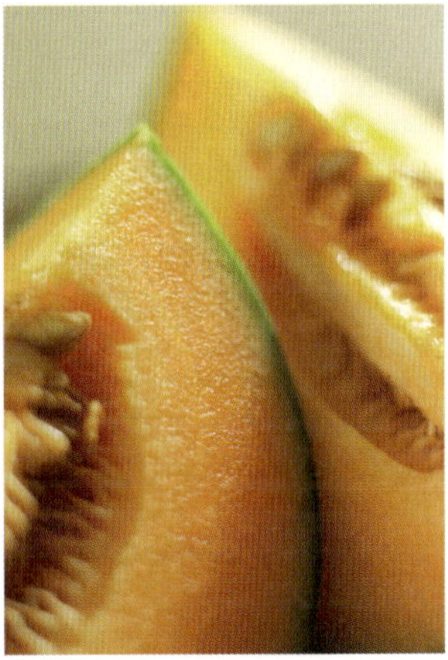

kg auf die Waage. Sie sind süßer, aromatischer und nicht ganz so wasserhaltig wie Wassermelonen. Die wichtigsten Sorten sind die glattschalige, grüne Cantaloupe- bzw. Charentais-Melone mit aromatischem, orangem Fruchtfleisch, die gelben Netz- und Honigmelonen, die längliche grüne Ogenmelone und die runde grüne Galiamelone mit orangem Fruchtfleisch. Reife Melonen geben am Blütenansatz auf Daumendruck nach und duften süßlich. Sie schmecken vor allem als erfrischender Snack, aber auch in pikanten und süßen Salaten oder in Verbindung mit luftgetrocknetem Schinken.

Tipp
Für eine beschwipste Partymelone Wodka auf eine Einwegspritze aus der Apotheke aufziehen und rundherum in die Melone spritzen. Über Nacht im Kühlschrank durchziehen lassen und in Spalten geschnitten servieren.

Palmherzen
Auch unter dem Namen Palmitos bekannt sind sie eigentlich kein Obst, sondern ein Luxusgemüse, das aus dem Inneren der Stämme südamerikanischer Palmen geschält wird. Der Geschmack der festen, weißen Stängel erinnert an Spargel. Sie sind eingelegt in Dosen oder Gläsern erhältlich und sehr teuer. Sie werden gerne zum Verfeinern von Salaten verwendet.

Papaya
Die birnenförmige Frucht wird überall in den Tropen angebaut. Unter der grüngelben Schale steckt lachs-

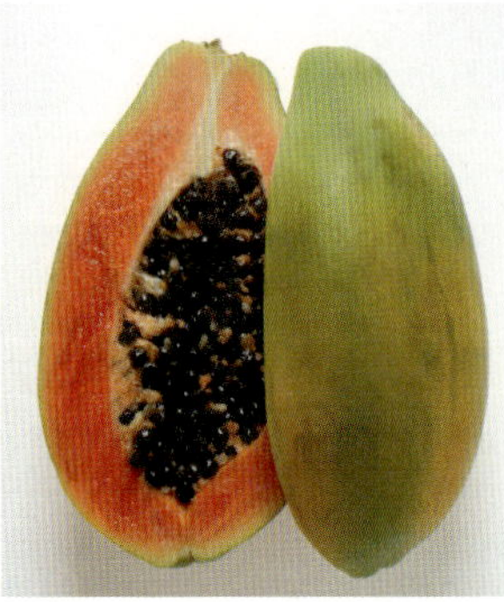

rosa bis orangefarbenes Fruchtfleisch, in dessen Mitte hunderte schwarzer Kerne stecken. Die Kerne sind ungenießbar, das Fruchtfleisch dagegen schmeckt leicht nach Aprikose.
Papayas sind fast ganzjährig erhältlich. Unreife Früchte reifen bei Zimmertemperatur nach. Die Frucht ist reich an Vitamin C und enthält ein Enzym, das sie leicht verdaulich macht. Schmeckt nicht nur pur, sondern auch sehr gut zu Schinken, in Salaten oder Desserts.

Physalis (Kapstachelbeere)
Die goldgelben Beeren in der lampionartigen Pergamenthülle kommen vor allem aus Südafrika, Kolumbien, Kenia oder Neuseeland. Die dünne Schale umschließt saftiges Fruchtfleisch mit einem intensiven süßsäuerlichen Aroma. Die Früchte sind vor allem von Dezember bis Juni erhältlich.
Sie sind Vitamin-C-reich und schmecken am besten roh, aber auch als Kuchenbelag oder in Konfitüren. In der aufgefächerten Hülle sind sie eine tolle Dekoration für süße und pikante Gerichte.

Tipp
Ohne Hülle lassen sich die Beeren sehr gut einfrieren.

Pitahaya
Schon der bloße Anblick ist ein Genuss. Die leuchtend roten Früchte (Abb. S. 2/3 rechts) einer Kakteenart kommen vor allem aus Kolumbien. Die Schale der ca. 10 cm großen Frucht ist mit warzenartigen Höckern übersät. Das weiße Fruchtfleisch enthält zahlreiche schwarze Kernchen und erinnert ein wenig an Stracciatellaeis. Es ist erfrischend säuerlich. Etwas intensiver schmecken die bei uns kaum erhältlichen gelbschaligen Früchte. Egal ob rot oder gelb, die Frucht ist reich an B-Vitaminen, Vitamin C und Kalzium. Sie eignet sich besonders zum Rohessen – entweder direkt aus der gekühlten, aufgeschnittenen Frucht gelöffelt oder in Würfel geschnitten – oder als dekorative Zutat in Obstsalaten.

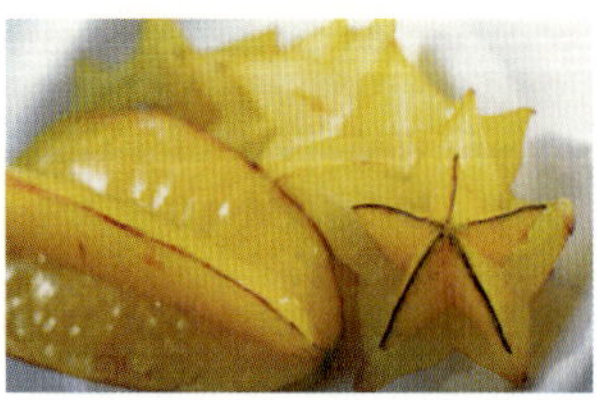

Sternfrucht (Karambole)
Charakteristisches Merkmal der gelbgrünen Baumstachelbeere sind die 5 kantigen Längsrippen, die im Querschnitt zum dekorativen Stern werden. Das knackigfeste Fruchtfleisch schmeckt säuerlich aromatisch. Die Karambole ist das ganze Jahr über erhältlich. Was die Inhaltsstoffe betrifft, punktet sie vor allem mit Vitamin C. Sie schmeckt roh z. B. in Obstsalaten, Süßspeisen oder Cocktails, aber auch als Gelee oder Kompott ist sie zu empfehlen.

Zitrusfrüchte
Sie gehören zu den beliebtesten und bekanntesten Exoten. Zitronen und Limetten sind ganzjährig erhältlich, während Orangen, Blutorangen, Mandarinen und Grapefruits vor allem in den Wintermonaten auf dem Markt sind. Besonderes Merkmal aller Zitrusfrüchte: der hohe Vitamin-C-Gehalt. Orangen, Mandarinen und Grapefruits schmecken am besten pur, aber auch in Süßspeisen oder Gebäck. Die Säure von Zitronen und Limetten rundet süße und pikante Speisen ab, ihre unbehandelten Schalen verwendet man meist zum Aromatisieren von Backwaren. Eine Besonderheit sind die kleinen Kumquats, Zwergorangen, die leicht bitter schmecken und mit Schale gegessen werden können.

Vorspeisen und kleine Gerichte

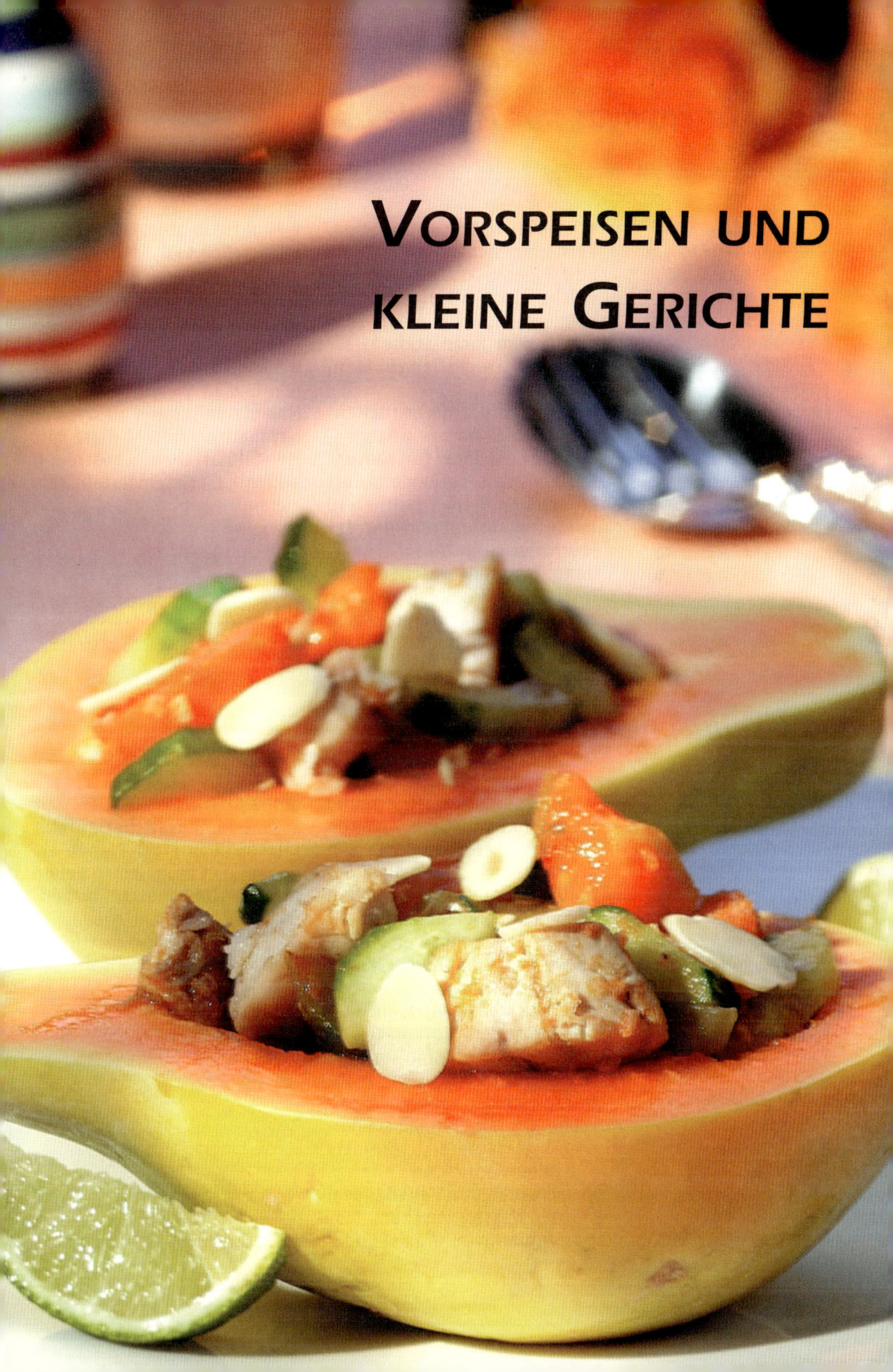

Gefüllte Papayas mit Makrele (Abb. S. 9)

Zutaten:
4 reife kleine Papayas
450 g Makrelenfilet
1/4 Salatgurke
80 g Kirschtomaten
1 EL Sesamöl
2 EL süße Chilisauce
1 Limette (unbehandelt)
2 EL Mandelblättchen

■ Papayas waschen, halbieren, Kerne vorsichtig mit einem Löffel herauskratzen und das Fruchtfleisch mit einem Löffel herauslösen, dabei einen ca. 6 mm dicken Rand stehen lassen. Das Fruchtfleisch klein schneiden.

■ Makrelenfilet unter fließendem kaltem Wasser waschen, mit Küchenpapier trockentupfen und klein schneiden. Gurke schälen, längs halbieren, Kerne herauskratzen und das Fruchtfleisch in Würfel schneiden. Tomaten waschen, abtrocknen und halbieren.

■ Öl im Wok erhitzen, Fisch hineingeben und unter Rühren 2 Minuten braten. Gurkenwürfel zugeben und 1 Minute mitbraten. Papayafruchtfleisch, Tomaten und Chilisauce zugeben und noch einmal 1 Minute braten.

■ Limette waschen, abtrocknen und in Viertel schneiden. Makrelenmischung in die Papayahälften füllen, diese mit Mandelblättchen bestreuen und mit Limettenvierteln servieren.

Zubereitungszeit: 20 Min.

EW	Fett	KH	kcal/kJ
25 g	21 g	5 g	306/1285

Kiwisalat mit Lachs

Zutaten:
einige Salatblätter
400 g Kirschtomaten
6 Kiwis
2 rote Zwiebeln
2 gelbe Paprikaschoten
1 Bd. Koriander
1 Bd. Frühlingszwiebeln
500 g Lachsfilet
4 EL Zitronensaft
Salz
2 EL Öl
4 EL Orangensaft
4 EL Kokosmilch
2 TL Sesamöl
Pfeffer

■ Salatblätter waschen und trockentupfen. Kirschtomaten waschen, abtropfen lassen und halbieren. Kiwis schälen, halbieren und in Scheiben schneiden. Zwiebeln schälen und in Ringe schneiden. Paprika waschen, halbieren, Kerne und weiße Innenhäute entfernen und Fruchtfleisch in Rauten schneiden. Koriander waschen, trockentupfen und die Blättchen abzupfen. Die Frühlingszwiebeln putzen, waschen, schräg in Ringe schneiden. Salatzutaten dekorativ auf Tellern anrichten.

■ Lachsfilet unter fließendem kaltem Wasser waschen, trockentupfen, in Würfel oder grobe Streifen schneiden. Mit 2 EL Zitronensaft beträufeln, salzen. Öl in einer Pfanne erhitzen, den Lachs hineingeben und 5–10 Minuten braten. Dann auf den Salat geben.

■ Für das Dressing restlichen Zitronensaft, Orangensaft, Kokosmilch und Sesamöl verrühren, mit Salz und Pfeffer abschmecken. Salat mit dem Dressing beträufeln.

Zubereitungszeit: 25 Min.

EW	Fett	KH	kcal/kJ
25 g	12 g	29 g	345/1453

Rumbananen im Speckmantel

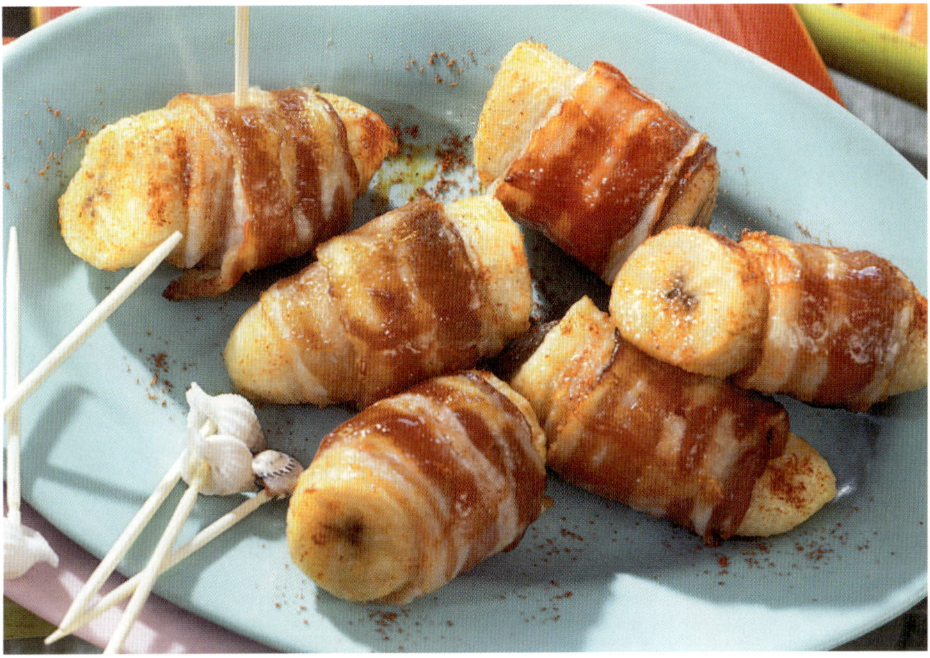

- Zitronensaft mit Rum und Cayennepfeffer in einer Schüssel verrühren. Bananen schälen, jeweils in 6 gleich große Stücke schneiden und in der Zitronenmarinade einlegen. Zugedeckt ca. 2 Stunden ziehen lassen.
- Backofen auf 225 Grad vorheizen. Ein Backblech mit Alufolie auslegen und diese mit Öl einpinseln.
- Speckscheiben auf einer Seite mit Ketschup einstreichen, je 1 Bananenstück in 1 Scheibe Speck einrollen, mit der Nahtseite nach unten auf das Backblech legen und mit dem restlichen Ketschup einpinseln.
- Rumbananen in den Ofen schieben und ca. 15 Minuten backen, bis der Speck knusprig ist. Herausnehmen, leicht abkühlen lassen und Rumbananen auf einer Platte anrichten. Mit kleinen Spießchen oder Zahnstochern servieren.
- Ergibt 24 Stück.

Zubereitungszeit: 20 Min.

EW	Fett	KH	kcal/kJ
2 g	3 g	4 g	61/256

Zutaten:
Saft von 1 Zitrone
4 cl weißer Rum
1 Prise Cayennepfeffer
4 große Bananen
1 EL Öl
24 dünne Scheiben Frühstücksspeck
4 EL Tomatenketschup

Kalte Melonensuppe

Zutaten:
2 Netzmelonen (à 300 g)
1/2 Salatgurke
300 g Tomaten
4 EL Instant-Haferflocken
Salz
Pfeffer
2 EL Zitronensaft
1 Prise Zucker
1 Bd. Dill
12 Scampi, gekocht

Zubereitungszeit: 35 Min.

Tipp
Für eine vegetarische Variante der Melonensuppe Fruchtfleisch von 1 Melone sowie 1 Avocado, Saft von 2 Limetten und 200 g Kräuterfrischkäse im Mixer pürieren. Durch ein Sieb streichen, 1/2 l trockenen Sekt dazugießen und mit Salz, Pfeffer und Tabasco abschmecken. Suppe kalt stellen. 1 rote Paprika und 150 g Gurke waschen, in Würfel schneiden und die Suppe damit bestreut servieren.

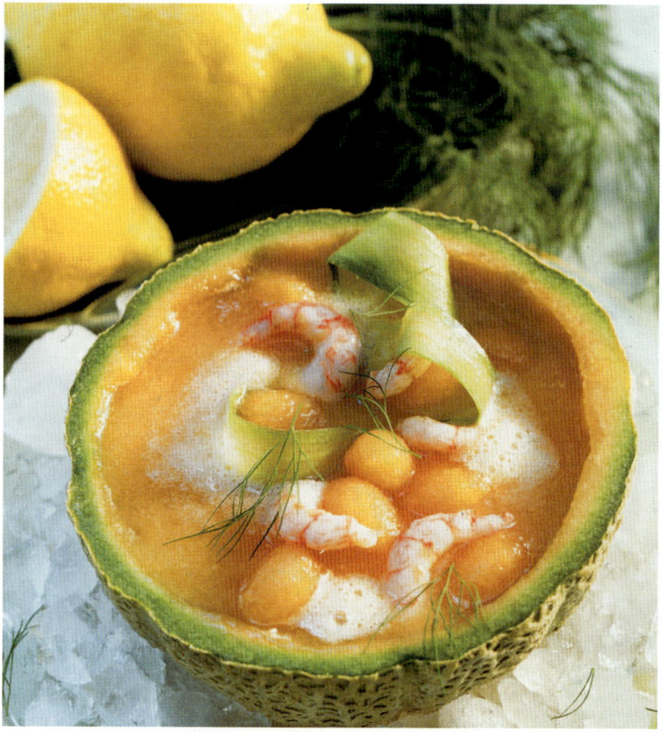

■ Melonen halbieren, Kerne mit einem Löffel herauskratzen, Fruchtfleisch herauslösen, sodass ein 1/2 cm breiter Rand stehen bleibt, und in Würfel schneiden. Die Gurke schälen, längs halbieren, entkernen und würfeln. Tomaten kreuzweise einritzen, mit kochendem Wasser überbrühen, abschrecken, häuten und in Viertel schneiden.

■ Die Hälfte der Melonenwürfel mit Gurke, Tomaten und Haferflocken in einer Schüssel pürieren. Mit Salz, Pfeffer, Zitronensaft und 1 Prise Zucker abschmecken und bis zur Weiterverarbeitung kühl stellen.

■ Dill waschen, trockenschütteln und grob schneiden. Sobald die Suppe gut durchgekühlt ist, restliche Melonenwürfel und Scampi hinzufügen. In die Melonenhälften füllen und mit Dill garnieren.

EW	Fett	KH	kcal/kJ
2 g	1 g	18 g	89/373

Scharfer Gurkensalat mit Mango und Ananas

- Gurke waschen oder schälen, längs halbieren, Kerne herauskratzen und das Ganze quer in ca. 1/2 cm dicke Scheiben schneiden.
- Ananas schälen, längs vierteln, Strunk von jeder Spalte abschneiden und Fruchtfleisch quer in kleine Stücke schneiden. Mango schälen, Fruchtfleisch in kleinen Stücken vom Stein schneiden. Gurke mit Obst vermischen.
- Schalotten und Knoblauch schälen und fein hacken. Chilischoten waschen, putzen, nach Wunsch entkernen und in dünne Ringe schneiden. Schalotten und Knoblauch im Öl 2–3 Minuten glasig anschwitzen.
- Krabben waschen, trockentupfen, mit Chilis und Zucker dazugeben und weiterbraten, bis der Zucker geschmolzen ist. Fischsauce zugeben und das Fruchtfleisch mit einem Schneidstab pürieren, abkühlen lassen.
- Die pürierte Sauce mit Zitronensaft mischen, salzen und mit Gurke und Früchten vermengen. In Schälchen anrichten und mit Korianderblättchen garniert servieren.

Zubereitungszeit: 20 Min.

EW	Fett	KH	kcal/kJ
4 g	3 g	26 g	154/647

Zutaten:
1 Salatgurke
1 kleine Ananas
1 Mango
2 Schalotten
4 Knoblauchzehen
4 rote Chilischoten
1 EL Öl
30 g Krabben
1 EL brauner Zucker
2 TL Fischsauce
4 EL Zitronensaft
Salz
Korianderblättchen zum Garnieren

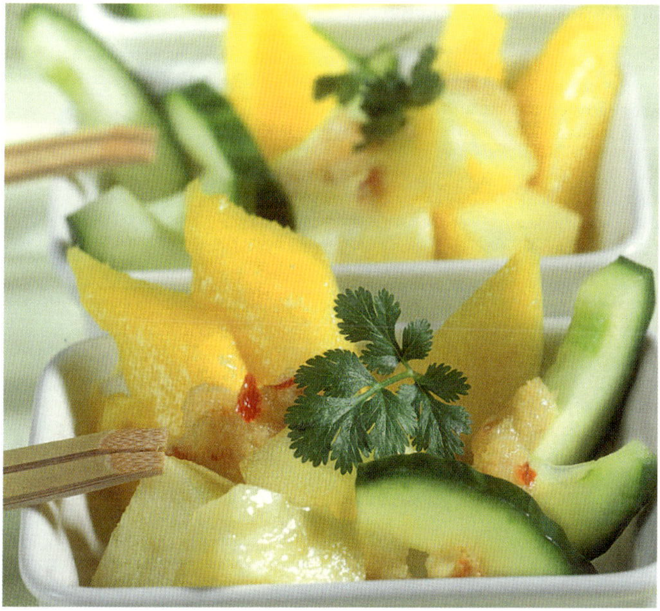

Tipp
Wenn man Früchte aus der Dose verwendet, empfiehlt es sich, das Obst vor der Zubereitung in einem Sieb gut abtropfen zu lassen, damit der Salat nicht wässrig wird. Man benötigt für das Rezept 1 große Dose Ananas und 1 kleine Dose Mango.

Entenleber mit Feigen auf Feldsalat

Zutaten:
4 Stangen Rhabarber
2 Schalotten
2 Knoblauchzehen
150 g Feldsalat
4 Entenlebern
2 EL Butter
4 Feigen
3 Wacholderbeeren
Pfeffer, Salz
1 EL Rotweinessig

Zubereitungszeit: 25 Min.

■ Rhabarber schälen, in ca. 5 cm große Stücke schneiden. Schalotten und Knoblauch schälen und würfeln. Feldsalat verlesen, waschen und trockenschleudern.

■ Entenleber trockentupfen, in Stücke schneiden. Knoblauch und Schalotten in 1 EL heißer Butter glasig anschwitzen, Entenleber darin von beiden Seiten 3 Minuten braten und im Ofen bei 70 Grad warm halten.

■ Feigen waschen, abtropfen lassen. Restliche Butter erhitzen, Rhabarber, Wacholderbeeren und ganze Feigen hinzufügen, pfeffern. Mit ca. 50 ml Wasser ablöschen, einköcheln lassen und mit Salz und Essig abschmecken. Feldsalat auf Teller verteilen, Leber und Rhabarber darauf anrichten.

EW	Fett	KH	kcal/kJ
8 g	6 g	13 g	144/603

Riesengarnelensalat »Karibik«

Zutaten:
2 Ananas
4 Limetten
600 g Riesengarnelen
(z. B. von Larsen)
1 Bd. Rucola
2 Stauden Schikoree
2 rote Zwiebeln
2 Mangos
2 EL mittelscharfer Senf
4 EL Honig
Salz, Pfeffer

Zubereitungszeit: 20 Min.

EW	Fett	KH	kcal/kJ
33 g	5 g	60 g	421/1783

■ Ananas halbieren, aushöhlen und Fruchtfleisch würfeln. Limetten auspressen.

■ Riesengarnelen mit 4 EL Limettensaft beträufeln. Rucola waschen, trockentupfen und in große Stücke zupfen.

■ Schikoree in Streifen, Zwiebeln und Mango schälen, beides in Ringe bzw. Spalten schneiden. Ananashälften mit Obst, Gemüse und Riesengarnelen füllen, mit einer Vinaigrette aus Senf, Honig, restlichem Limettensaft, Salz und Pfeffer übergießen.

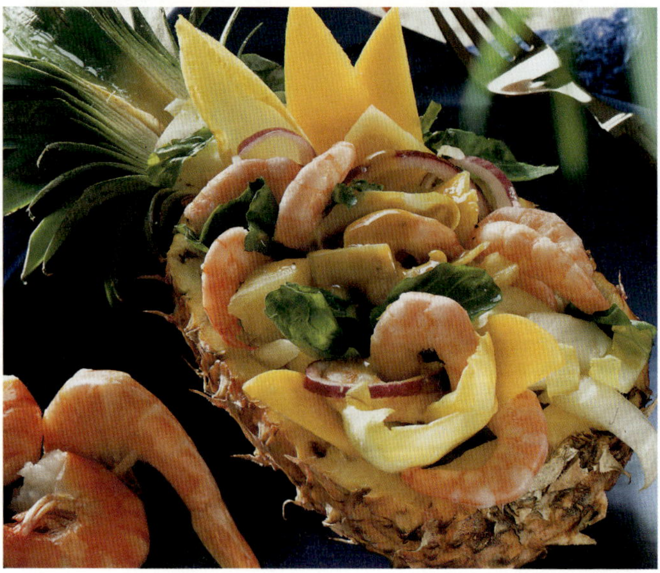

Melonenschiffchen

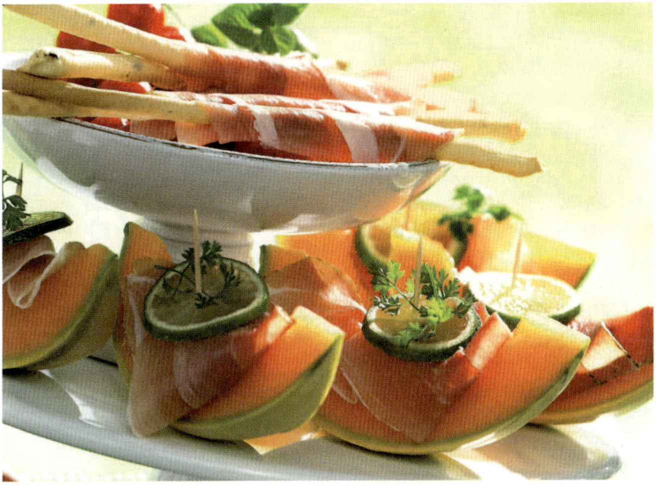

Zutaten:
1 Charentais-Melone
1 Limette (unbehandelt)
3 Stängel Petersilie
200 g luftgetrockneter Schinken

Zubereitungszeit: 15 Min.

EW	Fett	KH	kcal/kJ
12 g	4 g	8 g	118/496

■ Melone halbieren und mit einem Löffel die Kerne herauskratzen. Melonenhälften jeweils in 4–5 Stücke schneiden und beiseite stellen.

■ Limette unter heißem Wasser abwaschen, trockentupfen und in dünne Scheiben schneiden. Petersilie ebenfalls waschen, trockenschütteln und kleine Zweige von den Stängeln zupfen.

■ Je 2 Scheiben Schinken auf 1 Melonenschiffchen anrichten, 1 Limettenscheibe sowie Petersilie daraufsetzen und mit einem Zahnstocher feststecken. Bis zum Servieren kühl stellen.

Entenbrust mit Orangenfilets

■ Salate putzen, waschen, trockenschleudern. Eichblattsalat in mundgerechte Stücke zupfen und Salate dekorativ auf Tellern anrichten.

■ Backofen auf 180 Grad vorheizen. Entenbrüste waschen und trockentupfen. Öl in einer Pfanne erhitzen und Entenbrust darin rundherum knusprig braten. Herausnehmen, in eine gefettete Auflaufform geben und im Backofen weitere 15 Minuten garen.

■ Zwiebel schälen und würfeln. 1 Orange schälen, filetieren und beiseite stellen. Restliche Orangen auspressen, Saft zum Bratensud geben, Essig und Sahne zufügen, mit Salz, Pfeffer und Zucker abschmecken und kurz aufkochen lassen.

■ Entenbrust aus dem Ofen nehmen, aufschneiden und mit Orangenfilets auf dem Salat anrichten. Salat mit Zwiebelwürfeln und Pinienkernen bestreuen und mit warmem Dressing servieren.

Zubereitungszeit: 30 Min.

Zutaten:
400 g Feldsalat
1 Bd. Rucola
1 Eichblattsalat
2 Entenbrüste, 1 EL Öl
Fett für die Form
1 Zwiebel, 4 Orangen
100 ml Weißweinessig
100 g Sahne
Salz, Pfeffer, Zucker
50 g Pinienkerne, geröstet

EW	Fett	KH	kcal/kJ
27 g	22 g	24 g	416/1743

Nudelsalat mit Kiwi

Zutaten:
250 g kurze Nudeln
4 grüne Kiwis
250 g Kirschtomaten
100 g Frühstücksspeck
4 Eier, hart gekocht
60 ml Olivenöl
50 ml Weißweinessig
3 TL Senf
Salz, Zucker, Pfeffer, frisch gemahlen
1 Bd. Basilikum

- Nudeln nach Packungsanweisung bissfest garen, in ein Sieb abgießen und abkühlen lassen.
- Kiwis schälen, halbieren und in Halbmonde schneiden. Tomaten waschen, abtrocknen und halbieren.
- Speck in Streifen schneiden, ohne Fett in der Pfanne auslassen und auf Küchenpapier abtropfen lassen. Eier pellen und vierteln.
- Für das Dressing Öl, Essig und Senf mischen, mit Salz, Zucker und Pfeffer würzen. Die Sauce mit den vorbereiteten Zutaten vermischen und ziehen lassen. Basilikum waschen, abtrocknen und Salat mit Basilikumblättern garniert servieren.

Zubereitungszeit: 30 Min.

EW	Fett	KH	kcal/kJ
17 g	49 g	50 g	670/2814

Radicchio mit Orange und Koriander

Zutaten:
4 kleine Köpfe Radicchio
1 Orange (unbehandelt)
2 kleine Zwiebeln
1 Bd. Koriander
1/2 TL Koriandersamen
100 g Butter
grobes Salz
Pfeffer

Zubereitungszeit: 15 Min.

EW	Fett	KH	kcal/kJ
29 g	22 g	7 g	237/991

- Äußere Blätter des Radicchio entfernen, Köpfe mit Strunk vierteln. Orange waschen, abtrocknen, die Hälfte der Schale dünn abschälen und in Streifen schneiden. Orangensaft auspressen.
- Zwiebeln schälen und in feine Ringe schneiden. Koriandergrün waschen und trockenschütteln, Blättchen von den Stielen abzupfen.
- Alufolie in 8 ca. 30 x 42 cm große Stücke schneiden, je 2 Stücke übereinander legen. Für 1 Päckchen jeweils 1/4 des Radicchios, der Zwiebeln, der Orangenschale und der Koriandersamen auf eine Hälfte der Folienstücke verteilen.
- Butter in kleinen Flöckchen über dem Radicchio verteilen, mit Salz und Pfeffer kräftig würzen. Folienränder leicht nach oben biegen, Orangensaft in die Päckchen gießen. Folie über den Radicchio klappen, Ränder sorgfältig mehrfach nach innen falten, sodass ein Päckchen entsteht.
- Päckchen ca. 10 Minuten im Backofen bei 150 Grad backen, herausnehmen, Inhalt auf Tellern anrichten und mit Korianderblättchen bestreuen.

Tipp
Besonders pikant schmeckt dieses Gericht, wenn man Paprikabutter verwendet. Weiche Butter mit Paprikapulver, 1 gehackten Schalotte und 1 zerdrückten Knoblauchzehe vermengen.

Schwarzer Bohnensalat mit Papaya

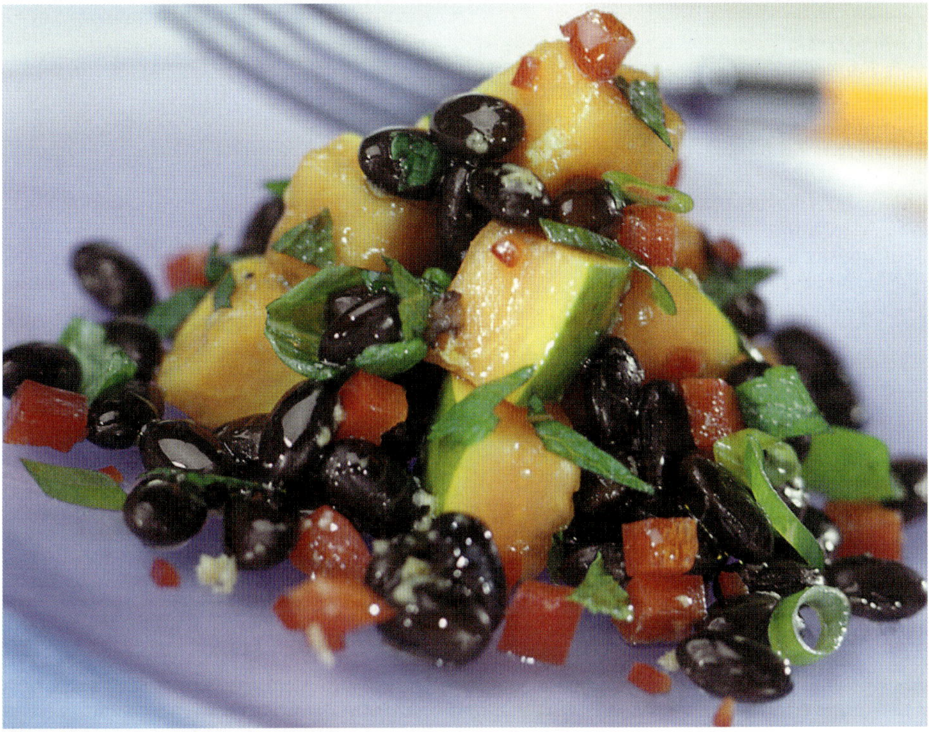

■ Bohnen in ein Sieb geben, waschen, abtropfen lassen und über Nacht einweichen. In reichlich Wasser weich kochen, abgießen, abtropfen und abkühlen lassen.

■ Papaya schälen, halbieren, Kerne herauskratzen und das Fruchtfleisch in Würfel schneiden. Chili- und Paprikaschote waschen, halbieren, entkernen und würfeln. Frühlingszwiebel putzen, waschen und klein schneiden. Papaya, gewürfelte Schoten und Frühlingszwiebel zu den Bohnen geben.

■ Minze und Basilikum waschen, trockentupfen und fein hacken. Zusammen mit Ingwer, Limettensaft und Olivenöl zu den Bohnen geben. Alles gut vermengen und mit Salz und Pfeffer abschmecken. Vor dem Servieren kalt stellen.

Zubereitungszeit: 20 Min.

EW	Fett	KH	kcal/kJ
11 g	8 g	41 g	283/1189

Zutaten für 2 Personen:
100 g schwarze Bohnen
1 Papaya
1 frische Chilischote
1 kleine rote Paprika
1 Frühlingszwiebel
2 EL Minzeblätter
1 EL Basilikumblätter
2 TL frischer Ingwer, gerieben
50 ml Limettensaft
1 EL Olivenöl
Salz, Pfeffer

Pikante Papaya-Kokos-Suppe

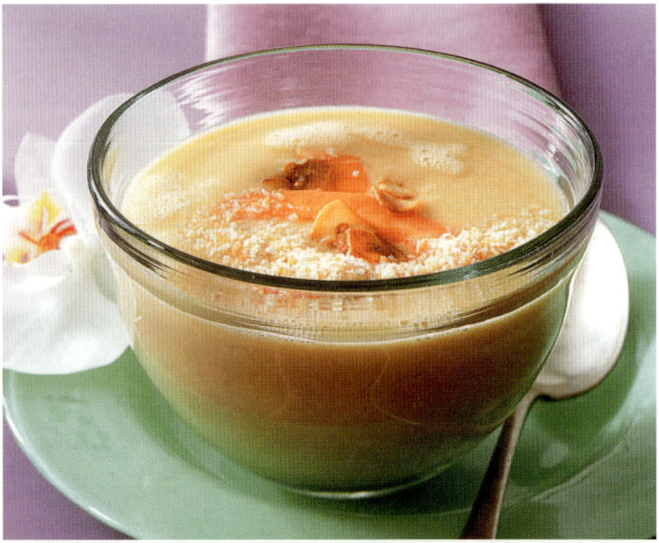

Zutaten:
1 kleine, nicht ganz reife Papaya
3 Knoblauchzehen
1 Zwiebel, 2 EL Öl
2–3 TL frischer Ingwer, gerieben, 400 ml Hühnerbrühe, 1/2 l Kokosmilch
2 EL Kokosraspel
1 TL Speisestärke, Salz
Pfeffer aus der Mühle
1–2 TL Zitronensaft

Zubereitungszeit: 30 Min.

EW	Fett	KH	kcal/kJ
27 g	42 g	31 g	607/2549

■ Papaya schälen, halbieren und entkernen. 1/4 der Papaya zum Garnieren beiseite legen, restliche Papaya in ca. 1 cm große Würfel schneiden. Knoblauch schälen und in sehr dünne Scheiben schneiden. Die Zwiebel schälen und fein würfeln.

■ Öl in einem Topf erhitzen, die Knoblauchscheiben darin goldbraun braten, dabei darauf achten, dass sie nicht verbrennen. Herausnehmen und auf Küchenpapier entfetten. Zwiebel und Ingwer im Knoblauchöl glasig schwitzen, Papayawürfel dazugeben und 1 Minute mit anschwitzen. Hühnerbrühe dazugießen, aufkochen und 30 Minuten leise köcheln lassen.

■ Suppe pürieren, Kokosmilch zugießen und weitere 15 Minuten köcheln lassen. Restliche Papaya in feine Streifen schneiden. Kokosraspel in einer Pfanne ohne Fett hellbraun rösten. Speisestärke mit wenig kaltem Wasser glatt rühren. Die kochende Suppe damit binden und mit Salz, Pfeffer und Zitronensaft würzen.

■ Suppe auf Schälchen verteilen und mit Papayastreifen, Knoblauchscheiben und Kokosraspeln garniert kalt oder warm servieren.

Matjessalat »Copa Cabana«

Zutaten:
200 g Palmherzen (Dose)
Saft von 4 Limetten
Pfeffer, Tabasco
2 EL Walnussöl

■ Abgetropfte Palmherzen in einer Marinade aus dem Saft von 3 Limetten, Pfeffer, Tabasco und Nussöl über Nacht ziehen lassen.

■ Palmherzen abtropfen lassen, Marinade dabei auffangen, und Palmherzen bis auf 2 Stangen in 2 cm lange Stücke schneiden. Bananen schälen und in Scheiben schneiden, Kiwis schälen und in Stücke

Matjessalat »Copa Cabana« (Fortsetzung)

schneiden. Paprika putzen und in dünne Streifen schneiden.

■ Palmherzen mit Papaya, Bananen, Kiwis und Paprikastreifen mischen. Mit restlichem Limettensaft beträufeln. Matjes in fingerdicke Stücke schneiden und unterheben.

■ Restliche Palmherzen mit Eigelb pürieren und zusammen mit Sahnedickmilch, abgeriebener Limettenschale, Curry und etwas Marinade verrühren und über den Salat geben.

Zubereitungszeit: 25 Min.

EW	Fett	KH	kcal/kJ
20 g	23 g	28 g	403/1693

2 Bananen, 2 Kiwis
1 rote Paprikaschote
300 g Papayastücke (Dose)
8 Matjesfilets
2 Eigelb, hart gekocht
350 g Sahnedickmilch
abgeriebene Limettenschale (unbehandelt)
Currypulver

Mango-Omelett

■ Mangos schälen, Fruchtfleisch vom Stein lösen und in Stücke schneiden. Mit Zucker und Zitronensaft in einem Topf mischen und 5 Minuten erhitzen, vom Herd nehmen.

■ Eier trennen. Eigelb mit dem Schneebesen schaumig schlagen, Eiweiß mit dem Handrührgerät steif schlagen. Mehl, Milch und Eigelb zu einem glatten Teig verrühren. Eischnee vorsichtig unterheben. Teig über die Mangos gießen.

Zutaten
4 Mangos
6 TL Zucker
6 TL Zitronensaft
8 Eier
80 g Mehl
200 ml Milch
4 EL Butter
Puderzucker zum Bestreuen

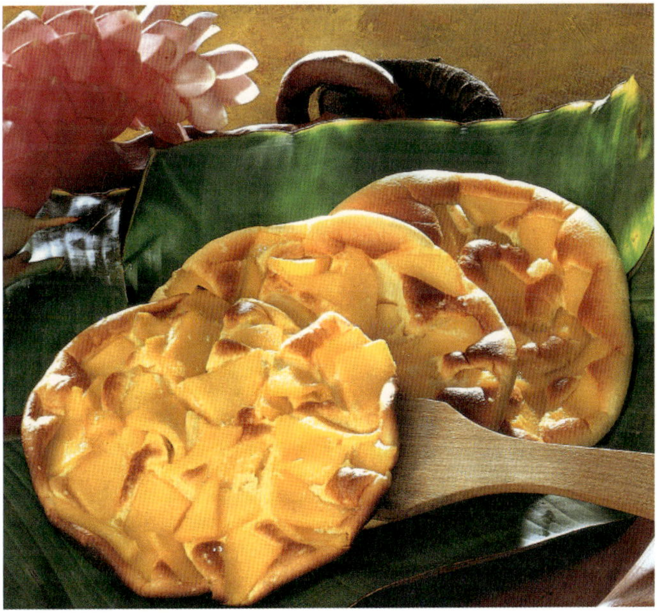

Zubereitungszeit: 25 Min.

EW	Fett	KH	kcal/kJ
18 g	22 g	45 g	451/1894

■ In einer Pfanne 2 EL Butter zerlassen und die Hälfte des Teigs hineingeben. Mangomischung darin bei mittlerer Hitze einige Minuten braten, bis der Teig gar und der Boden goldbraun ist. Mit Puderzucker bestreuen. Den restlichen Teig auf die gleiche Weise ausbacken.

Frühlingsrollen mit Kiwidip

Zutaten:
4 Kiwis
1/2 Bd. Koriander
4 EL Sweet & Sour Sauce (Fertigprodukt)
20 ml Pflaumenwein
1 kleine Möhre
1 frische rote Chilischote
50 g gemischte Sprossen
150 g Tatar
2 EL Sojasauce
1 Ei, getrennt
Salz
Pfeffer
28 Wan-Tan-Teigblätter (Fertigprodukt)
Fett zum Frittieren

- Für den Dip Kiwis der Länge nach halbieren und Fruchtfleisch bis auf einen dünnen Rand mit einem Löffel aus der Schale lösen.
- Die Hälfte des Fruchtfleisches mit Korianderblättchen, Sweet & Sour Sauce und Pflaumenwein im Mixer pürieren. Restliches Fruchtfleisch in kleine Würfel schneiden und unter das Kiwipüree mischen. In die ausgehöhlten Kiwis füllen und etwas ziehen lassen.
- Für die Frühlingsrollen Möhre schälen, Chilischote aufschlitzen und entkernen. Möhre, Chilischote und Sprossen fein hacken. Mit Tatar, Sojasauce und Eigelb gründlich vermischen, mit Salz und Pfeffer pikant abschmecken.
- Auf jedes Teigblatt 1 TL Füllung geben, Teig an den Rändern mit Eiweiß bestreichen. Jeweils 2 gegenüberliegende Teigseiten über der Füllung zusammenschlagen und leicht andrücken.
- Die Frühlingsrollen portionsweise im heißen Fett goldbraun frittieren. Kurz auf Küchenpapier abtropfen lassen und mit dem Kiwidip anrichten.

EW	Fett	KH	kcal/kJ
11 g	29 g	22 g	415/1742

Zubereitungszeit: 40 Min.

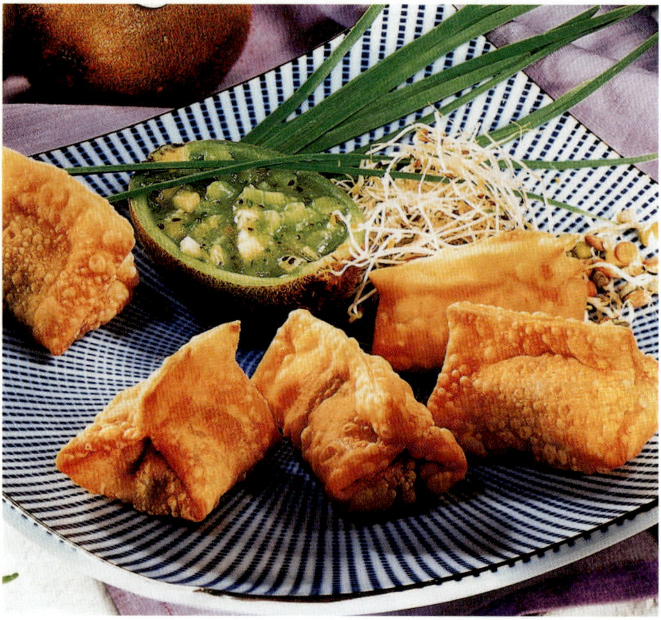

Tipp
Wem es zu aufwändig ist, den Kiwidip in die ausgehöhlten Kiwis zu füllen, gibt ihn einfach in eine kleine Schüssel. Zu diesen Frühlingsrollen schmeckt übrigens auch Ananas-Mango-Sauce (S. 32) oder Exotische Fruchtsauce (S. 35).

Gefüllte Feigen

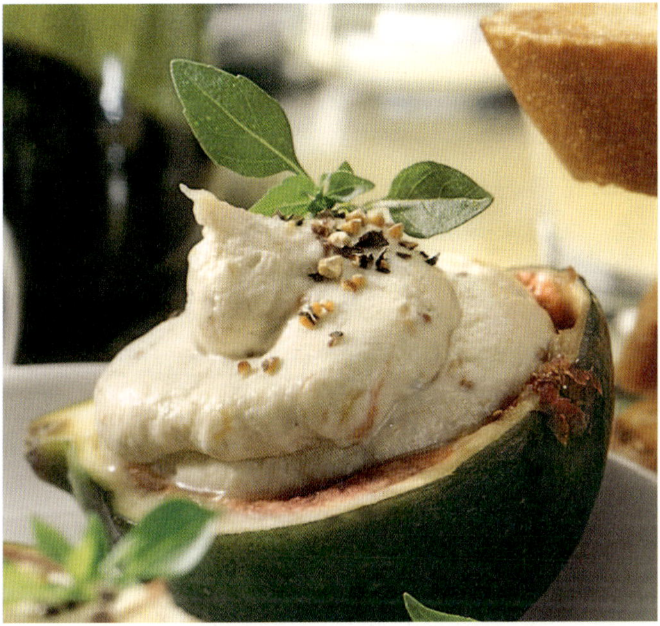

Zutaten:
8 Feigen
50 g Gorgonzola
200 g Frischkäse
3 TL grüner Pfeffer
3–4 Msp. granulierter Knoblauch, Salz
1 TL schwarzer Pfeffer, grob gemahlen
2 Baguettebrötchen
80 g Butter
1–2 TL Knoblauch-Würzpaste (z. B. von Fuchs)
frische Kräuter zum Garnieren

Zubereitungszeit: 20 Min.

EW	Fett	KH	kcal/kJ
11 g	39 g	25 g	495/2072

■ Feigen waschen, halbieren, Fruchtfleisch mit einem Löffel aushöhlen und Feigen beiseite stellen. Gorgonzola, Frischkäse und Feigenfruchtfleisch miteinander verrühren und mit grünem Pfeffer, Knoblauch und Salz abschmecken. Die Creme in einen Spritzbeutel geben, in die Feigenhälften füllen und nach Wunsch mit schwarzem Pfeffer bestreuen.
■ Baguettebrötchen in Scheiben schneiden. Backofen auf 200 Grad vorheizen. Butter mit Knoblauch-Würzpaste verrühren, Brotscheiben damit bestreichen und ca. 5 Minuten backen. Gefüllte Feigen nach Wunsch mit frischen Kräutern garnieren und zum Knoblauchbrot servieren.

Toast Hawaii

Zutaten:
4 Scheiben Toastbrot
1 EL Butter
4 Scheiben Kochschinken
4 TL Weißwein
2 Scheiben Ananas (Dose)
4 Scheiben Chester

■ Brot auf dem Toaster oder im Backofen bei 220 Grad einseitig rösten. Die ungeröstete Seite mit Butter bestreichen, mit Schinken belegen und mit Wein beträufeln. Ananas abtropfen lassen, halbieren, auf den Schinken legen und mit Käse bedecken.
■ Brote im Ofen ca. 4 Minuten überbacken.

Zubereitungszeit: 10 Min.

EW	Fett	KH	kcal/kJ
18 g	13 g	15 g	250/1050

Möhren-Orangen-Cremesuppe

Zutaten:
500 g Möhren
2 Zwiebeln
6 EL Pflanzencreme
760 ml Hühnerbrühe
4 Orangen
2 Bd. Dill
1/2 l Cremefine
Salz
Pfeffer aus der Mühle
Zucker nach Bedarf

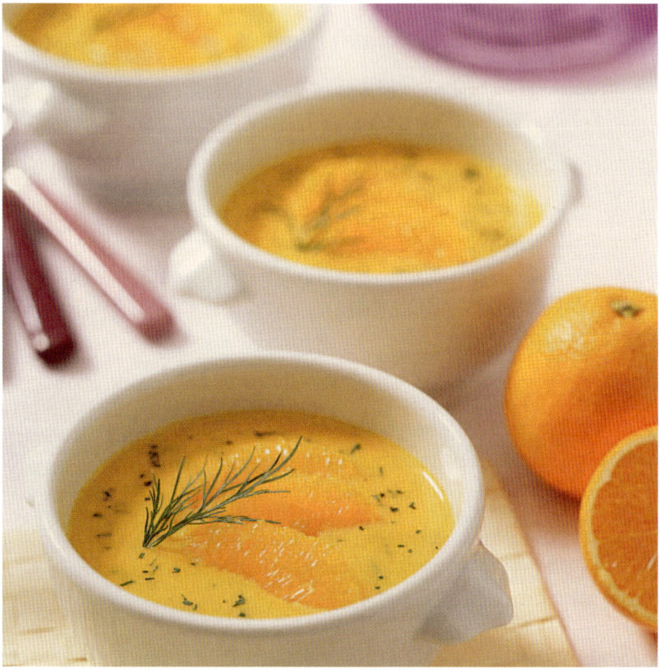

Zubereitungszeit: 20 Min.

Tipp
Es empfiehlt sich, für diese Suppe kernlose, sehr saftige Speiseorangen, z. B. die Sorte Navel, oder ausgesprochene Saftorangen, z. B. die Sorte Valencia, zu verwenden. Saftorangen haben jedoch Kerne und diese zu entfernen ist viel Arbeit.

■ Möhren putzen, schälen und in grobe Würfel schneiden. Zwiebeln schälen und fein hacken. Pflanzencreme in einem Suppentopf erhitzen und Möhren- sowie Zwiebelwürfel darin andünsten. Hühnerbrühe zugießen, kurz aufkochen und das Gemüse bei mittlerer Hitze 20 Minuten garen.

■ 1 Orange halbieren, auspressen und Saft durch ein Sieb gießen, um mögliche Kerne zu entfernen. Restliche Orangen so schälen, dass die weiße Haut mit entfernt wird, und filetieren. Dill waschen, trockenschütteln, einige Stängel beiseite legen und restlichen Dill fein hacken.

■ Möhren und Zwiebeln mit Brühe in einen Mixer geben, pürieren, Orangensaft und Cremefine zufügen. Suppe mit Gewürzen abschmecken und den fein gehackten Dill dazugeben.

■ Möhren-Orangen-Cremesuppe vor dem Servieren nochmals gut durchrühren, Orangenfilets hineingeben und mit Dillfähnchen garnieren.

EW	Fett	KH	kcal/kJ
14 g	34 g	20 g	446/1848

Hühnchen-Prosciutto-Salat

■ Hühnerbrustfilet waschen, trockentupfen und auf einem heißen und eingeölten Grill, Barbecue oder Backblech braten, bis es an beiden Seiten braun und gar ist. Abkühlen lassen und in ca. 1 cm dicke Scheiben schneiden.

■ Für das Dressing Jogurt, Senf, Knoblauch, Salz und Pfeffer vermischen.

■ Pfirsiche waschen und entkernen, Kiwis schälen und alles in Scheiben schneiden. Zwiebel schälen und klein hacken. Feta in Würfel schneiden und mit dem in Scheiben geschnittenen Hühnerbrustfilet, Pfirsichen, Kiwis und klein gehackter Zwiebel in eine große Schüssel geben. Dann vorsichtig umrühren.

■ Salatblätter waschen, trockenschleudern und auf einen Servierteller legen. Hühnchen-Obst-Salat darauf verteilen und mit Dressing beträufeln. Zum Schluss Prosciutto in Stücke schneiden und darauflegen.

Zubereitungszeit: 30 Min.

Zutaten:
250 g Hühnerbrustfilet
Öl für den Grill
200 g fettarmer Jogurt
1 EL grobkörniger Senf
1 TL Dijon-Senf
1 Knoblauchzehe, zerrieben
Salz
schwarzer Pfeffer, frisch gemahlen
2 große Pfirsiche
4 Kiwis
1 kleine rote Zwiebel
150 g Feta
1 großer Kopfsalat, gewaschen
6 Scheiben Prosciutto

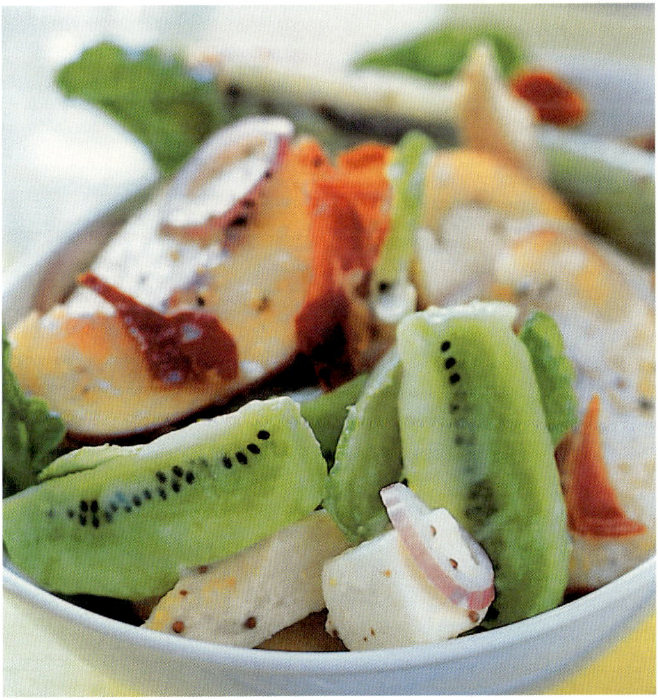

EW	Fett	KH	kcal/kJ
125 g	10 g	16 g	293/1224

Tipp
Als Prosciutto wird italienischer Hinterschinken bezeichnet, der mit Salz und Gewürzen eingerieben 8–10 Monate reifen muss. Die bekanntesten Sorten sind Parmaschinken und San Daniele.

Romanasalat mit Melone

Zutaten:
2 EL Apfelsaft
4 EL Zitronensaft
Rapshonig
Salz
Pfeffer aus der Mühle
6 EL Rapsöl
60 g Cashewkerne
2 Äpfel
400 g Wassermelone
1 Romanasalat
50 g Alfalfasprossen

■ Für das Dressing Apfel- und Zitronensaft in einer Schüssel vermischen, mit Honig, Salz und Pfeffer abschmecken, zum Schluss Öl unter Rühren angießen.

■ Cashewkerne in einer beschichteten Pfanne ohne Fett rösten. Äpfel schälen, vierteln, vom Kerngehäuse befreien und in Spalten schneiden. Melone von der Schale befreien, das Fruchtfleisch in mundgerechte Stücke schneiden. Romanasalat waschen, trockenschleudern und in kleine Stücke zupfen. Sprossen in ein Sieb geben, unter fließendem Wasser waschen und gut abtropfen lassen.

■ Vorbereitete Salatzutaten auf Teller verteilen oder in einer großen Schüssel miteinander vermischen, dann das Dressing darüberträufeln.

Zubereitungszeit: 15 Min.

EW	Fett	KH	kcal/kJ
6 g	10 g	35 g	261/1096

Tipp
Ursprünglich kommt die Wassermelone aus den Steppengebieten Süd- und Zentralafrikas, wird heute aber in tropischen und subtropischen Gebieten der ganzen Welt angebaut, d. h. auch in Südeuropa. Sie besteht zu 95 % aus Wasser, enthält nur wenig Fruchtzucker, aber auch kaum nennenswerte Mineralstoffe oder Vitamine.

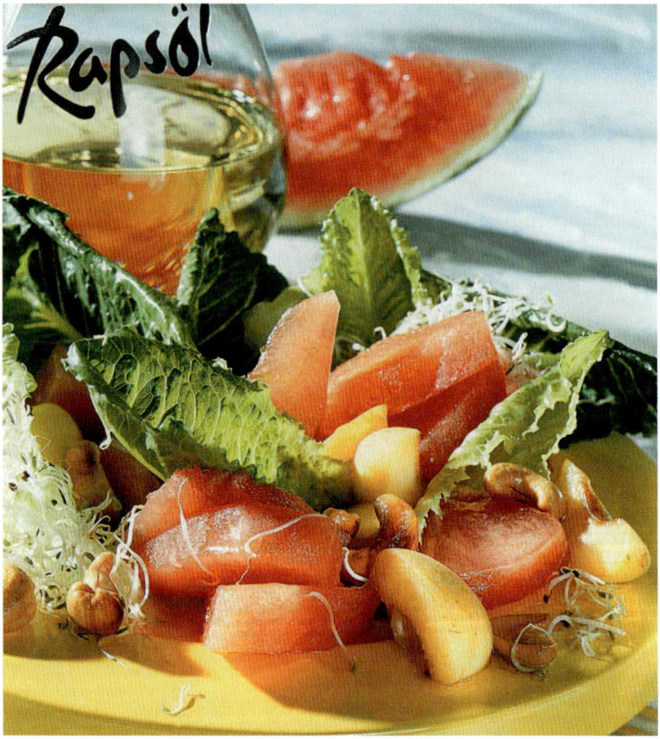

Ananassalat mit Zwiebeln

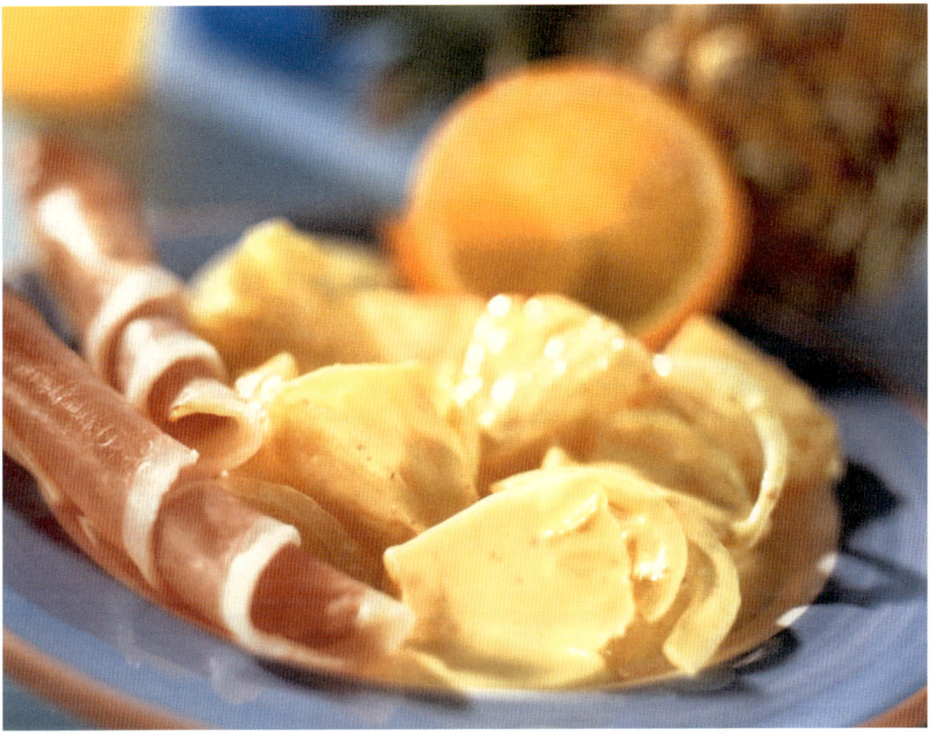

■ Ananas so schälen, dass der Blattschopf zunächst an der Frucht bleibt. Strunk samt Blättern soll als Dekoration Verwendung finden. Fruchtfleisch vorsichtig vom Strunk abschneiden und in gleichmäßige kleine Stücke schneiden.

■ Zwiebeln schälen, halbieren und in ganz feine Ringe schneiden. Ananasstücke und Zwiebelscheiben in einer Salatschüssel mischen.

■ Majonäse, Sahne und Orangensaft in einem Schüsselchen verrühren, mit Salz, Pfeffer und Currypulver pikant abschmecken. Salatsauce zur Zwiebel-Ananas-Mischung geben und alles vermengen. Salat evtl. nachwürzen, mit Frischhaltefolie abdecken und ca. 1 Stunde durchziehen lassen.

■ Ananasstrunk kurz vor dem Servieren mit dem Blattschopf in die Mitte der Salatschüssel stecken. Die Schinkenscheiben aufrollen und um den Salat anrichten.

Zubereitungszeit: 20 Min.

Zutaten:
1 reife Ananas
2 Zwiebeln
50 g Salatmajonäse
50 g Sahne
Saft von 1 Orange
Salz
weißer Pfeffer aus der Mühle
1/2 TL Currypulver
8 dünne Scheiben roher Schinken

EW	Fett	KH	kcal/kJ
13 g	17 g	24 g	304/1277

Mango mit gebratenem Tofu

Zutaten für 2 Personen:
200 g Tofu
1 kleine Zwiebel
2 Knoblauchzehen
1/2 grüne Chilischote
2 EL Erdnüsse
1 große reife Mango
2 Frühlingszwiebeln
1 kleine Möhre
2 EL Öl
1 TL Ingwer
2 EL Sojasauce
1 EL Zitronensaft
1 EL frischer Koriander, fein gehackt

Tipp
Tofu ist eine quarkähnliche, feste Masse, die aus geronnener Sojamilch hergestellt wird. Er wird häufig in der asiatischen Küche verwendet, aber auch bei uns schätzt man ihn zunehmend als hochwertiges Nahrungsmittel, vor allem in der vegetarischen Küche. Unbehandelter Tofu ist hell und geschmacksneutral. Durch Marinieren oder Räuchern kann er in Geschmack und Aussehen vielfältig verändert werden.

- Tofu in einem tiefen Teller mit der Gabel fein zerdrücken. Zwiebel und Knoblauch schälen, fein hacken. Chilischote waschen, in Würfel schneiden. Erdnüsse hacken. Mango schälen, Fruchtfleisch vom Stein lösen und in dünne Scheiben schneiden. Frühlingszwiebeln und Möhre putzen, waschen. Frühlingszwiebeln in feine Ringe, Möhre in dünne Stifte schneiden.
- Öl im Wok erhitzen. Zwiebelwürfel darin unter Rühren goldgelb braten. Knoblauch, Chili und Ingwer dazugeben, unter Rühren kurz mitbraten. Tofu dazugeben und 3 Minuten braten, dabei weiterhin rühren.
- Die Sojasauce angießen und gründlich mit dem Tofu vermischen. Unter Rühren braten, bis alle Flüssigkeit verdampft und der Tofu trocken und krümelig ist. Tofu in einer Schüssel mit Erdnüssen vermischen.
- Mangospalten auf einer Platte anrichten, mit Zitronensaft beträufeln. Tofu darauf verteilen, mit Frühlingszwiebeln, Möhrenstiften und Koriander bestreuen.

Zubereitungszeit: 30 Min.

EW	Fett	KH	kcal/kJ
23 g	27 g	19 g	412/1730

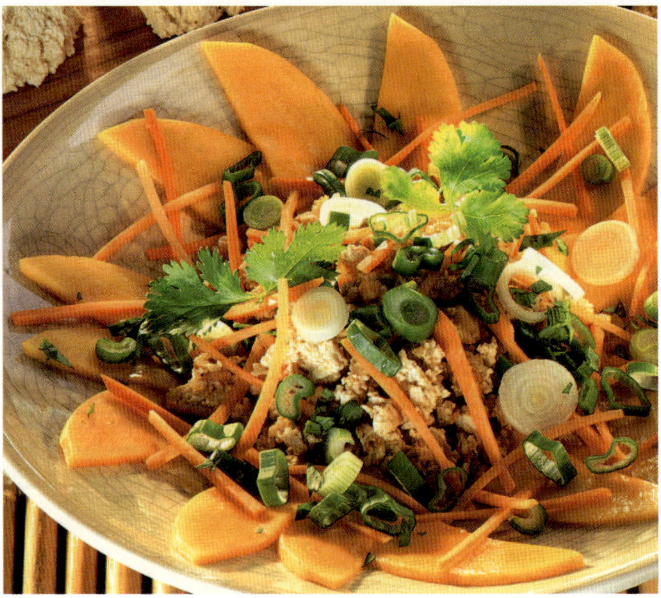

Orangensalat mit Oliven und Fenchel

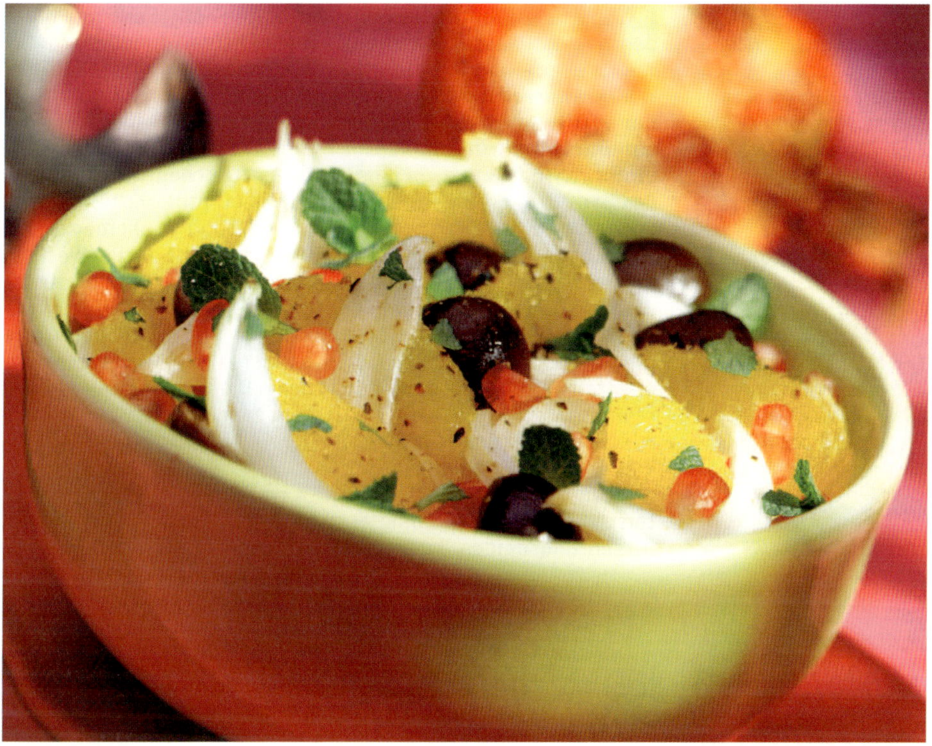

■ Fenchel waschen und putzen. Äußere Blätter fein abschälen und Knollen mit einer Küchenreibe in dünne Scheiben oder Streifen hobeln.

■ Für das Dressing Zitronensaft, Salz, Pfeffer und Olivenöl in einer Schüssel miteinander verrühren.

■ Orangen so schälen, dass die weißen Häute mit entfernt werden. Filets herauslösen, dabei den austretenden Saft in die Schüssel mit dem Dressing tropfen lassen. Orangenreste ausdrücken, das Dressing durchrühren und abschmecken.

■ Fenchel und Orangenfilets in das Dressing geben und ca. 20 Minuten ziehen lassen.

■ Granatapfel halbieren, Kerne herausschaben, von den Häutchen befreien und mit den Oliven zum Salat geben.

■ Minze waschen, trockenschütteln, grob hacken und Salat damit garniert servieren.

Zubereitungszeit: 20 Min.

Zutaten:
400 g Fenchel
2 EL Zitronensaft, Salz
Pfeffer aus der Mühle
4 EL Olivenöl
3 Orangen
1 Granatapfel
125 g schwarze Oliven, entsteint
Minzeblättchen zum Garnieren

EW	Fett	KH	kcal/kJ
5 g	27 g	22 g	356/1495

Gänsebrust mit Orangencarpaccio

Zutaten:
2 kleine Gänsebrüste
Salz
Pfeffer
1 Prise Majoran
2 EL Rapsöl
2 kleine Orangen
250 g Zucchini
1 Knoblauchzehe
Butterschmalz zum Braten
1 TL Senf
4 EL Beerenkonfitüre
1/2 Kopf Eisbergsalat
4 Scheiben Sesambrot
60 g Butter
Pfeffer aus der Mühle

Zubereitungszeit: 25 Min.

■ Gänsebrüste unter fließendem kaltem Wasser waschen, trockentupfen, mit Salz und Pfeffer würzen und im Ofen bei 170 Grad 50–60 Minuten garen. Majoran in das Rapsöl einrühren und kurz vor Ende der Garzeit Gänsebrüste damit bestreichen.

■ Orangen so schälen, dass die weiße Haut mit entfernt wird, und in dünne Scheiben schneiden. Nach dem Garen die Gänsebrüste auslösen und ebenfalls in dünne Scheiben schneiden.

■ Zucchini waschen, putzen, klein würfeln. Knoblauchzehe schälen und fein hacken. Butterschmalz in einer Pfanne erhitzen und beides darin kurz anbraten. Mit Senf und Beerenkonfitüre vermengen.

■ Eisbergsalat putzen, in feine Streifen schneiden, waschen und trockenschleudern. Brotscheiben mit je 15 g Butter bestreichen, Salatstreifen auf dem Brot verteilen und die Gänsebrustscheiben sowie Orangenscheiben im Wechsel fächerartig auf dem Brot anrichten.

■ Brote mit Konfitürenmasse garnieren, mit frisch gemahlenem Pfeffer bestreuen und servieren.

EW	Fett	KH	kcal/kJ
17 g	22 g	36 g	410/1720

Marinierte Wassermelone mit Frischkäse und Sprossen

Zutaten:
400 g Wassermelone
80 g Sprossen (z. B. Soja- oder Sonnenblumensprossen)
40 g Sahne
320 g Doppelrahmfrischkäse
40 ml Haselnussöl
Salz
Pfeffer, frisch gemahlen
Kreuzkümmel, gemahlen
1 Msp. Lavendelblüten

Zubereitungszeit: 10 Min.

■ Wassermelone schälen und in 4–5 cm breite Spalten schneiden. Melonenspalten quer in dünne Scheiben schneiden. Sprossen putzen, waschen und abtropfen lassen.

■ Die Sahne steif schlagen. Frischkäse und Sahne mit der Hälfte des Nussöls verrühren. Mit Salz, Pfeffer und Kreuzkümmel abschmecken und in einen Spritzbeutel mit Lochtülle füllen.

■ Die Frischkäsecreme auf die Hälfte der Melonenscheiben spritzen, mit Sprossen belegen und die restlichen Scheiben daraufsetzen. Nach Wunsch 2 Schnitten mithilfe der Frischkäsecreme zu Türmchen stapeln.

■ Auf kleinen Tellern anrichten, mit restlichem Haselnussöl beträufeln, mit frisch gemahlenem Pfeffer und Lavendelblüten bestreuen.

EW	Fett	KH	kcal/kJ
11 g	40 g	13 g	452/1898

Saucen, Chutneys & Dips

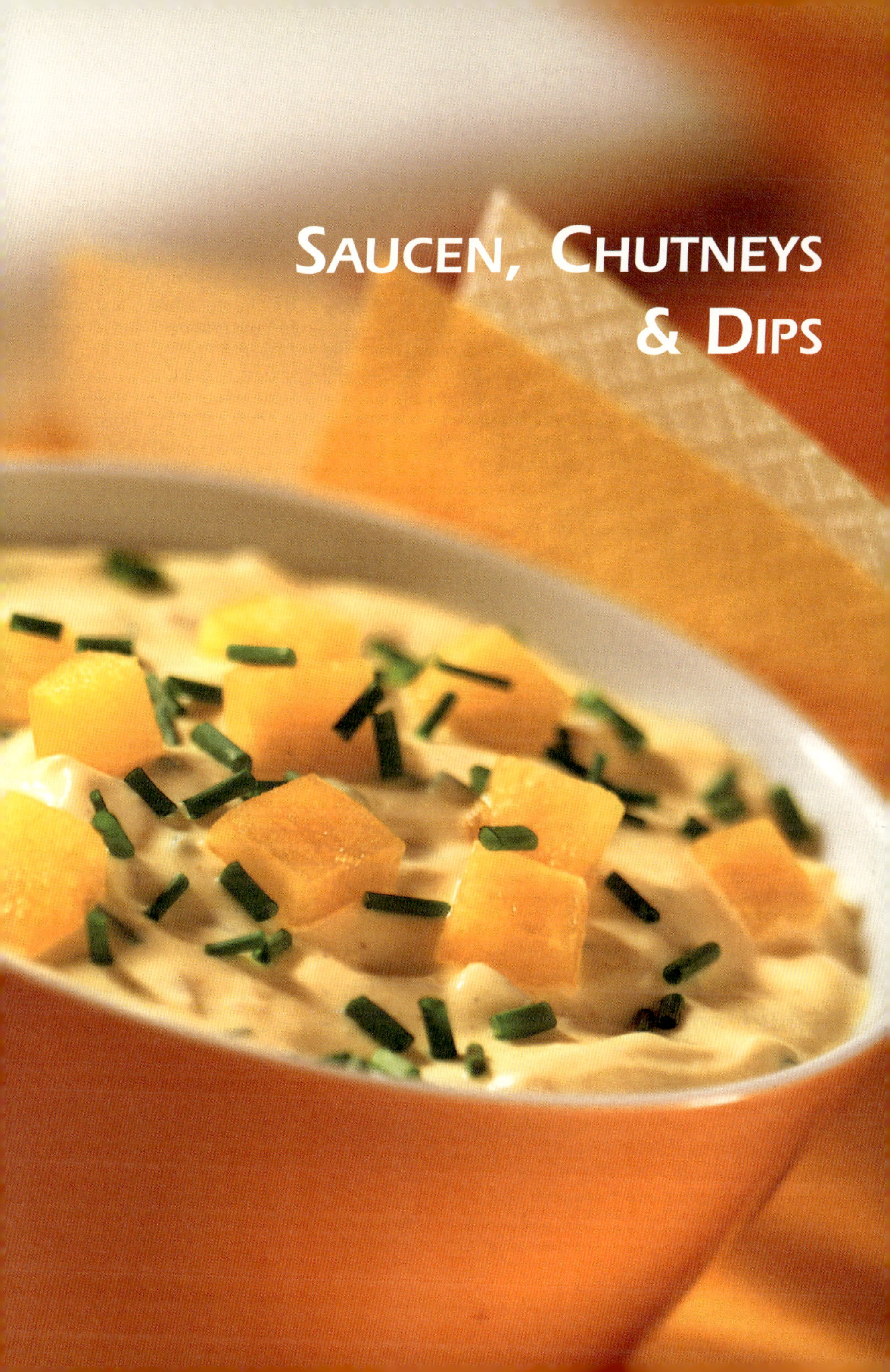

Jogurtdip mit Mango *(Abb. S. 29)*

Zutaten:
450 g Mango
1 Limette (unbehandelt)
30 g frischer Ingwer
1 EL Öl
2 TL mildes Currypulver
150 g Vollmilchjogurt
150 g Crème fraîche
Salz, Pfeffer
1/2–1 Bd. Schnittlauch

EW	Fett	KH	kcal/kJ
3 g	19 g	17 g	265/1109

■ Mango schälen und Fruchtfleisch in 1/2 cm dicken Scheiben vom Stein schneiden. Scheiben in kleine Würfel schneiden.
■ Limette heiß abwaschen und trocknen. Schale fein abreiben und Saft auspressen. Mangowürfel mit 1 TL Limettenschale und 2 EL Limettensaft mischen. Ingwer dünn schälen, sehr fein hacken oder reiben und zur Mango geben.
■ Öl in einer kleinen Pfanne erhitzen und Curry darin bei kleiner Hitze unter Rühren ca. 30 Sekunden anbraten. Pfanne vom Herd nehmen.
■ Curry mit Jogurt und Crème fraîche verrühren. Mangowürfel unterheben und Dip mit Salz und Pfeffer abschmecken.
■ Den Schnittlauch waschen, trockentupfen und in Röllchen schneiden. Den größten Teil unter den Jogurtdip heben, mit dem restlichen Schnittlauch Dip garnieren und servieren.

Zubereitungszeit: 15 Min.

Roter Orangendip

Zutaten:
2 Orangen (unbehandelt)
300 g Bitterorangenmarmelade
140 g Johannisbeergelee
2 EL Orangenlikör
2 EL Campari
8 EL Orangensaft
4 EL Zitronensaft
Meerrettich, gerieben
Cayennepfeffer

■ Orangen waschen, abtrocknen, Schale dünn abschälen und in feine Streifen schneiden. Schalen in etwas Wasser 6–8 Minuten weich kochen, dabei das Wasser zweimal wechseln.
■ Orangenmarmelade und Johannisbeergelee durch ein feines Sieb streichen und mit Likör, Campari, Orangen- und Zitronensaft verrühren. Sauce mit Meerrettich und Cayennepfeffer abschmecken, Orangenschale daruntermischen und Dip für 2 Stunden kalt stellen.

Zubereitungszeit: 10 Min.

EW	Fett	KH	kcal/kJ
2 g	0 g	81 g	357/1518

Limetten-Honig-Dip

Zutaten:
2 Schalotten
2 EL Öl
4 EL Honig
3 EL Limettensaft
abgeriebene Schale von 1 Limette (unbehandelt)
75 g Kräuterbutter

■ Schalotten schälen und fein würfeln. Öl in einem kleinen Topf erhitzen, Schalotten darin glasig dünsten.
■ Honig, 5 EL Wasser, Limettensaft und -schale zugeben, das Ganze um 1/3 einkochen lassen. Zum Schluss Kräuterbutter in den heißen Dip einrühren und schmelzen lassen.

Zubereitungszeit: 10 Min.

EW	Fett	KH	kcal/kJ
0 g	19 g	16 g	237/983

Zitronenbutter

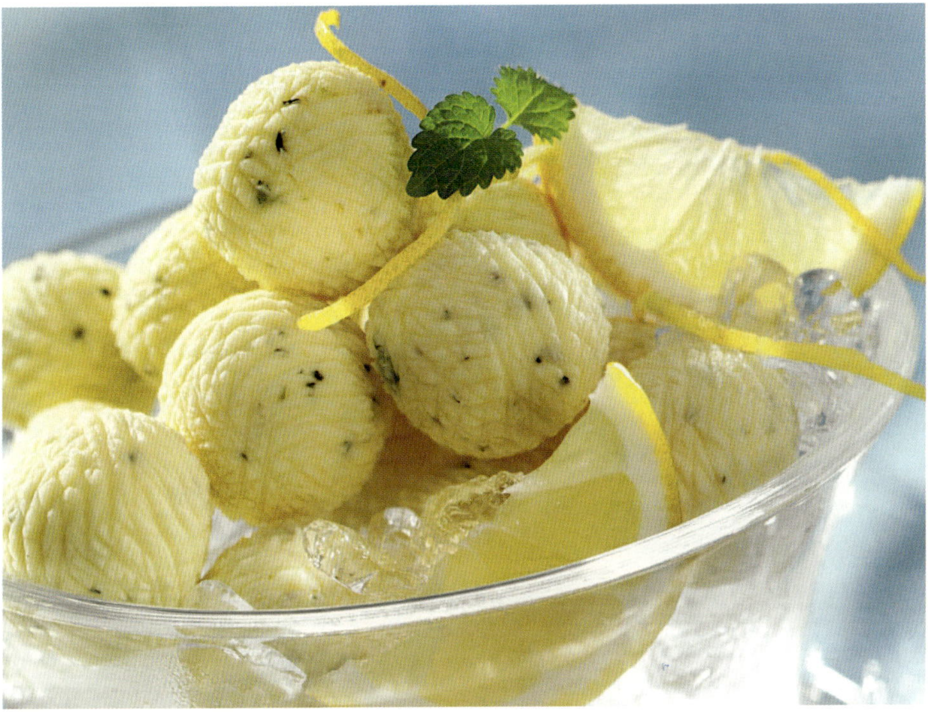

■ Butter in eine Schüssel geben und mit dem Handrührgerät ca. 5 Minuten auf höchster Stufe schaumig schlagen. Zitrone waschen, abtrocknen, Schale abreiben und Saft auspressen.
■ Zucker in einem kleinen Topf schmelzen, bis er hellbraun wird, mit Zitronensaft ablöschen, Salz zugeben und sirupartig einkochen lassen.
■ Zitronenthymian waschen, trockenschütteln, Blättchen abzupfen und grob hacken. Senf, Thymian und Zitronensirup mischen und unter die Butter rühren.
■ Mit 2 Teelöffeln kleine Bällchen von der Buttermasse abstechen, evtl. mit kalten Händen formen und mit einer Gabel Muster hineindrücken. Bis zum Servieren kühl stellen.

Zubereitungszeit: 10 Min.

EW	Fett	KH	kcal/kJ
2 g	105 g	21 g	1040/4347

Zutaten:
125 g zimmerwarme Butter
1 Zitrone (unbehandelt)
1/2 EL Zucker
1 Prise Salz, 4 Stängel Zitronenthymian
1/2 EL scharfer Senf

Tipp
Neben Zitronenthymian unterstreichen auch Melisse oder Zitronengras das Zitrusaroma der Butter.

Ananas-Mango-Sauce

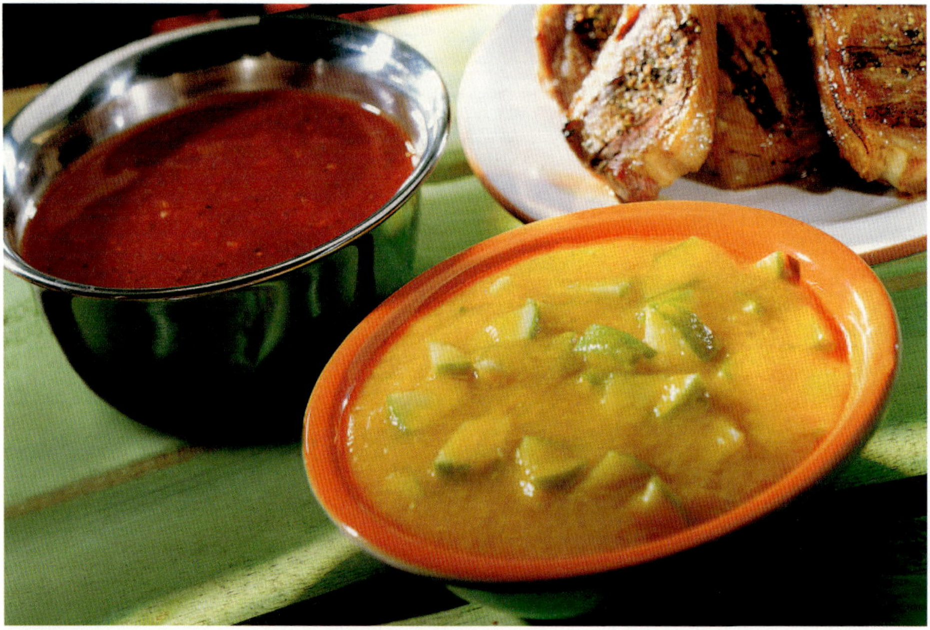

Zutaten:
1 Mango, 1 Apfel
50 ml Fanta Mandarine
1 Dose Ananas (300 g)

EW	Fett	KH	kcal/kJ
1 g	1 g	36 g	157/670

■ Mango schälen und in kleinen Stücken vom Stein schneiden. Apfel waschen, halbieren und eine Hälfte ungeschält in kleine Stücke schneiden. Die andere Hälfte schälen und mit Mangostücken grob pürieren. Fanta Mandarine und Apfelstückchen zum Püree geben.

■ Ananasringe abtropfen lassen, klein schneiden und dazugeben.

Zubereitungszeit: 10 Min.

Papayadip

Zutaten:
je 1 kleine rote und gelbe Paprikaschote
1 rote Chilischote
1 kleine Zwiebel
1 Papaya
5 EL Maiskeimöl
2 EL Weißweinessig
1 EL Balsamico-Essig

■ Paprikaschoten dünn schälen, halbieren, putzen, waschen und klein würfeln. Chilischote von Stiel und Kernen befreien, waschen und in feine Streifen schneiden.

■ Zwiebel schälen und fein hacken. Papaya schälen, halbieren und Kerne entfernen. Eine Hälfte klein würfeln, die andere im Mixer fein pürieren.

■ 2 EL Öl erhitzen, Zwiebel und Chilischote kurz darin anbraten. Paprikawürfel zugeben und 3 Minuten dünsten.

■ Mischung in eine Schüssel füllen, Papayawürfel und -püree zugeben. Restliches Öl,

Papayadip (Fortsetzung)

Weißwein- und Balsamico-Essig unterrühren und das Ganze mit Zucker, Salz sowie weißem Pfeffer abschmecken.

▪ Dip 30 Minuten abgedeckt kühl stellen. Vor dem Servieren Petersilie unterrühren.

Zubereitungszeit: 30 Min.

EW	Fett	KH	kcal/kJ
1 g	13 g	8 g	155/646

1/2 TL brauner Zucker
Salz
weißer Pfeffer
1 EL frische Petersilie, gehackt

Limetten-Krabben-Butter

▪ Die Krabben waschen, trockentupfen und fein hacken. Limette heiß waschen, abtrocknen und Schale fein abreiben. Limette halbieren und Saft auspressen.

▪ Dill waschen, trockenschütteln und fein hacken.

▪ Krabben, Limettenschale, Dill und weiche Butter miteinander verkneten. Mit Limettensaft, Salz sowie Zitronenpfeffer abschmecken und ca. 1 Stunde im Kühlschrank fest werden lassen.

EW	Fett	KH	kcal/kJ
2 g	17 g	0 g	170/712

Zutaten:
100 g küchenfertige Krabben
1 Limette (unbehandelt)
4 Stängel Dill
250 g Butter
Salz, Zitronenpfeffer

Zubereitungszeit: 10 Min.

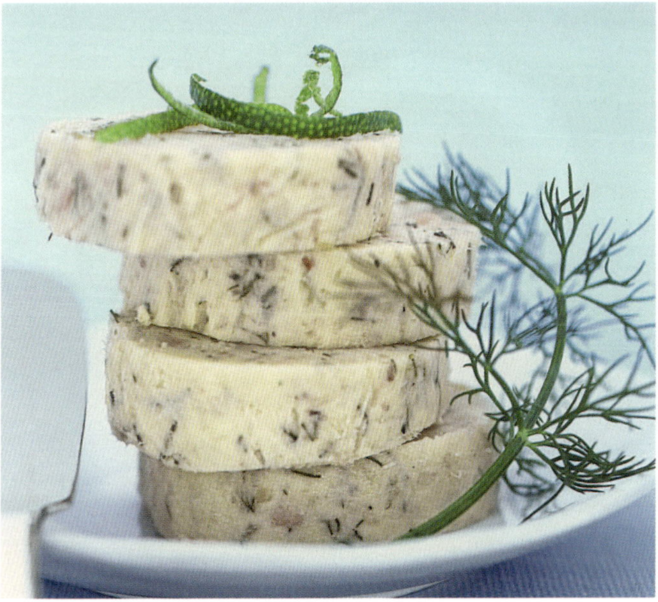

Tipp
Ähnlich wie die Zitrone bei uns spielt die Limette in der Küche der tropischen Gebiete eine große Rolle. Ihre Schale und der im Kühlschrank gut haltbare Saft sind vielseitig verwendbar in Fleisch- und Fischgerichten, Saucen, Getränken und Kaltschalen.

Bananenchutney

Zutaten:
1 walnussgroßes Stück Tamarinde
6 reife Bananen
6 EL brauner Zucker
1 TL Chilipulver
1 TL schwarzer Pfeffer
1/2 Muskatnuss
2 1/2 TL Zimt
1/2 TL Ingwerpulver

- Tamarinde über Nacht in 6 EL lauwarmem Wasser einweichen.
- Am nächsten Tag Bananen schälen und in einem Mixer pürieren. Tamarinde durch ein Sieb zu den Bananen gießen. Braunen Zucker einrühren.
- Gewürze nacheinander unterrühren: Chilipulver, schwarzen Pfeffer, frisch geriebene Muskatnuss, Zimt und Ingwerpulver.
- Bananenchutney möglichst frisch servieren.

Zubereitungszeit: 20 Min.

EW	Fett	KH	kcal/kJ
1 g	0 g	25 g	108/461

Mangochutney

Zutaten:
1 feste Mango
1 frische rote Chilischote
1 EL frische Petersilie oder Koriander, fein gehackt
1 EL Salz
1 Msp. Cayennepfeffer

Zubereitungszeit: 10 Min.

EW	Fett	KH	kcal/kJ
1 g	2 g	12 g	55/234

- Mango waschen und trockentupfen, Fruchtfleisch mit der Schale vom Stein lösen und in Scheiben schneiden.
- Chilischote halbieren, entkernen, waschen und in sehr dünne Ringe schneiden.
- Alle Zutaten vorsichtig miteinander mischen.
- Mangochutney 1–2 Stunden abgedeckt im Kühlschrank ziehen lassen.

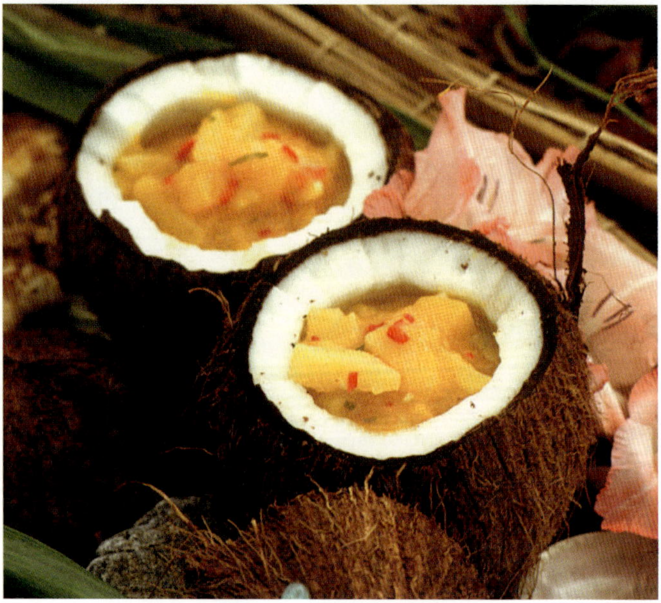

Exotische Fruchtsauce

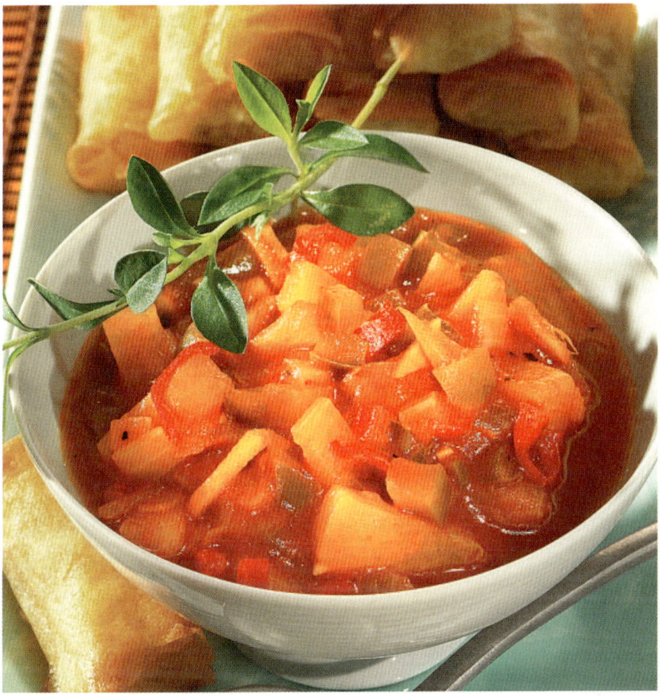

Zutaten:
1 grüne Paprikaschote
1/2 rote Peperoni
2 Zwiebeln
1 Knoblauchzehe
1 kleines Stück Ingwer
1 kleine Dose Ananas
3 EL Olivenöl
200 g passierte Tomaten
Salz
Pfeffer
1 EL Zucker
1/4 TL Korianderpulver
1 TL Speisestärke

Zubereitungszeit: 20 Min.

EW	Fett	KH	kcal/kJ
1 g	2 g	12 g	55/234

■ Paprika und Peperoni putzen, waschen. Zwiebeln und Knoblauch schälen. Ingwer schälen und alles fein würfeln. Ananas in ein Sieb gießen, abtropfen lassen und in kleine Stücke schneiden.

■ Öl erhitzen, vorbereitete Zutaten darin anbraten. Passierte Tomaten und 1/8 l Wasser angießen, mit Salz, Pfeffer, Zucker sowie Koriander würzen und ca. 5 Minuten bei mittlerer Hitze garen. Speisestärke mit etwas Wasser verrühren, einrühren, aufkochen und die Sauce nochmals pikant abschmecken.

Warme Maracujasauce

■ Maracujas halbieren, Fruchtfleisch mit einem Löffel aus der Schale kratzen. In einen Topf geben, Weißwein, Orangensaft und Zucker hinzufügen. Das Ganze aufkochen lassen und bei geringer Hitze ca. 10 Minuten kochen.

■ Sauce durch ein Sieb streichen, kalte Butter in Flöckchen einrühren und das Ganze mit Pfeffer abschmecken.

EW	Fett	KH	kcal/kJ
3 g	5 g	20 g	154/647

Zutaten:
4 Maracujas, 4 EL Weißwein, 4 EL Orangensaft, frisch gepresst
2 EL Zucker, 2 EL Butter
Pfeffer

Zubereitungszeit: 15 Min.

Exotisches Ananaschutney

Zutaten:
520 g Ananas
200 g Papaya
4 Zwiebeln
100 ml Zitronenessig
100 ml Obstessig
150 g Zucker
2 EL Zitronensaft
40 g Rosinen
2 EL Ingwerpulver
3 TL Currypulver
1 TL Cayennepfeffer
1 Msp. Einmachhilfe

- Ananas sowie Papaya schälen, halbieren, Ananasstrunk und Papayakerne entfernen. Zwiebeln schälen und mit Ananas und Papaya in kleine Würfel schneiden.
- Essig mit Zucker und Zitronensaft zum Kochen bringen, Ananas-, Papaya- sowie Zwiebelwürfel, Rosinen und Ingwer zugeben, mit Curry und Cayennepfeffer abschmecken und bei milder Hitze ca. 45 Minuten dünsten, bis die Flüssigkeit verdampft ist. Einmachhilfe einstreuen, das Chutney in vorbereitete Gläser füllen und gut verschließen.
- Ergibt 2 Gläser à 250 g.

Zubereitungszeit: ca. 30 Min.

EW	Fett	KH	kcal/kJ
1 g	0 g	51 g	215/917

Orangensauce

Zutaten:
150 g Butter
3 Eigelb
50 ml trockener Weißwein
Saft von 1 Orange
Salz
Cayennepfeffer
1 TL Himbeeressig
2 EL Walnüsse, gehackt

- Butter in einem Topf langsam zerlassen. Eigelb und Weißwein im warmen Wasserbad schaumig schlagen. Nach und nach flüssige Butter und Orangensaft unterschlagen und mit Salz, Cayennepfeffer und Essig abschmecken.
- Walnüsse unterrühren und Sauce sofort servieren.

EW	Fett	KH	kcal/kJ
4 g	42 g	5 g	426/1756

Zubereitungszeit: 10 Min.

Kiwi-Apfel-Salsa

Zutaten:
2 gelbe Kiwis
4 grüne Kiwis
1 kleiner Apfel
1 große rote Zwiebel
2 EL frischer Koriander, gehackt
1 EL frische Minze, gehackt
1 EL Limettensaft
1 TL Kumin

- Kiwis schälen, in kleine Würfel schneiden. Apfel schälen, halbieren, Kerngehäuse entfernen und das Fruchtfleisch fein hacken. Zwiebel schälen und fein hacken.
- Kiwis, Apfel und Zwiebel in einer Schüssel gründlich vermischen, Koriander und Minze unterheben und mit Limettensaft und Kumin abschmecken.
- Salsa 1 Stunde im Kühlschrank kalt stellen und mit Tortillachips servieren.

Zubereitungszeit: 10 Min.

EW	Fett	KH	kcal/kJ
1 g	1 g	11 g	67/281

HAUPTGERICHTE

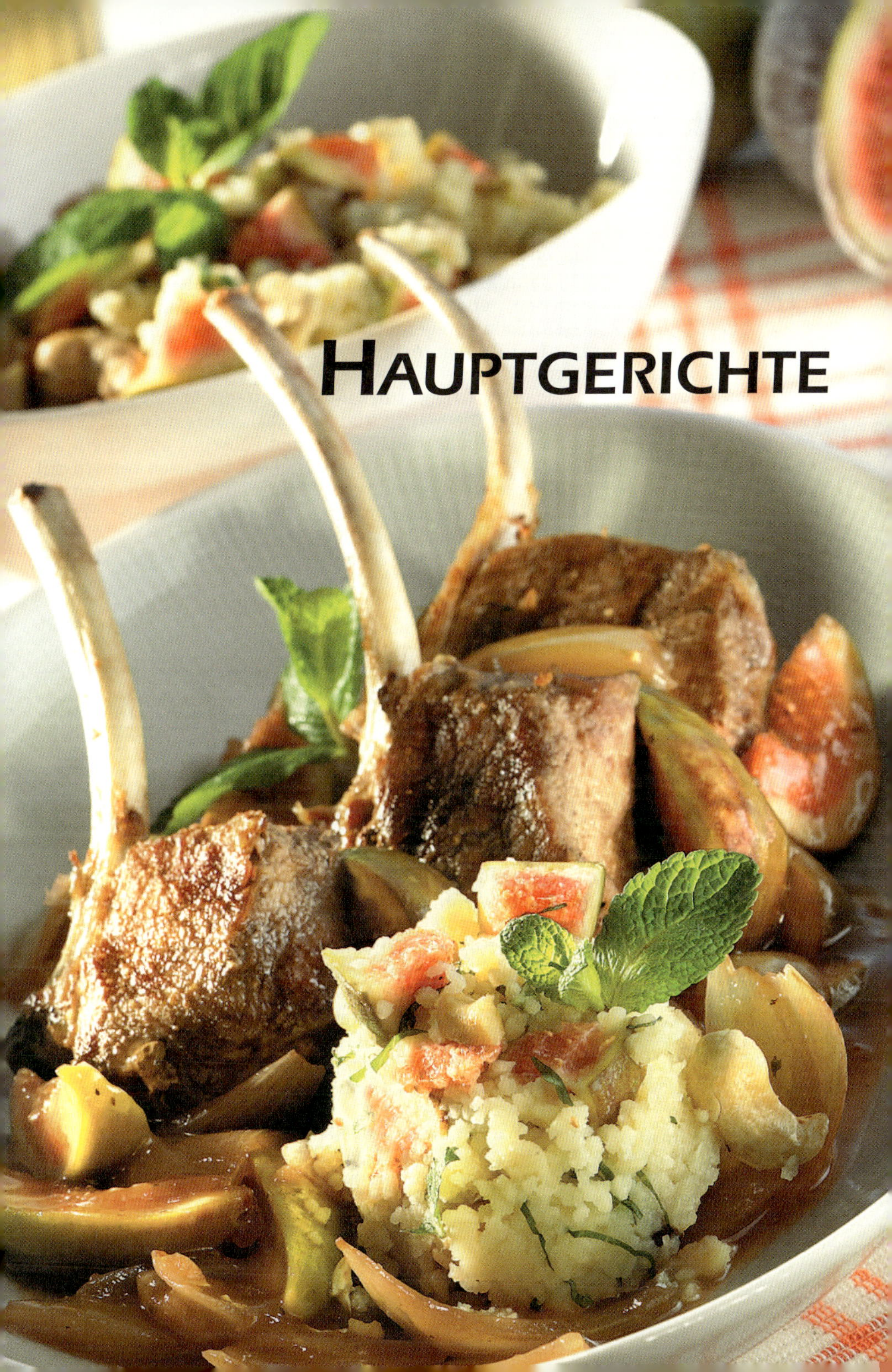

Lammkoteletts mit Feigen (Abb. S. 37)

Zutaten:
400 g Zwiebeln
4 EL Olivenöl
1/2 l trockener Rotwein
1/2 l Lammfond
8 Feigen
300 g Instant-Couscous
1/2 TL Gemüsebrühe (Instant)
1 EL Butter
2 EL frische Minze, gehackt
2 EL Cashewkerne, gehackt
2 EL Saucenbinder
2 EL Balsamico-Essig
Salz, Pfeffer, Zucker
2 Knoblauchzehen
12 Lammkoteletts (à 60 g)

■ Zwiebeln schälen und achteln. 2 EL Öl erhitzen, Zwiebeln darin anbraten. Rotwein angießen, etwas einkochen lassen. Fond zufügen und alles ca. 10 Minuten köcheln lassen.

■ Feigen waschen, trockentupfen und die Hälfte klein würfeln, restliche Früchte in Spalten schneiden. Couscous nach Packungsanweisung mit Brühe zubereiten. Die Butter unterrühren, Minze, Cashewkerne und gewürfelte Feigen unter das Couscous heben und kurz erhitzen.

■ Sauce mit Saucenbinder eindicken, Feigenspalten hineingeben, kurz erhitzen und mit Essig, Salz, Pfeffer und Zucker abschmecken.

■ Den Knoblauch schälen und durch eine Presse drücken. Lammkoteletts mit Salz und Pfeffer würzen. Restliches Öl erhitzen, Knoblauch zufügen und Lammkoteletts darin von beiden Seiten ca. 4 Minuten anbraten.

■ Lammkoteletts mit Sauce und Couscous auf Tellern anrichten und nach Wunsch mit Minze und Cashewkernen bestreut servieren.

Zubereitungszeit: 40 Min.

EW	Fett	KH	kcal/kJ
59 g	50 g	75 g	1070/4494

Gegrillte Chickenwings mit Kiwi-Honig-Sauce

Zutaten:
1 kg Hähnchenflügel
6 EL Chilisauce (Fertigprodukt)
9 EL flüssiger Honig
2 EL Tomatenmark
Saft von 1 Limette
1 TL Salz
1 TL Paprikapulver edelsüß
3 grüne Kiwis
1 frische rote Chilischote
3 Knoblauchzehen
2 EL helle Sojasauce
1 Msp. Cayennepfeffer

■ Hähnchenflügel waschen und gut trockentupfen. Chilisauce, 4 EL Honig, Tomatenmark, Limettensaft, Salz und Paprikapulver gut miteinander verrühren. Hähnchenflügel mit der Marinade von allen Seiten einstreichen, in eine Glas- oder Porzellanschale legen und zugedeckt im Kühlschrank 6 Stunden ziehen lassen.

■ Für die Sauce Kiwis schälen und würfeln. Chilischote aufschlitzen, entkernen und hacken. Knoblauch schälen und ebenfalls hacken. Alles im Mixer mit Sojasauce und restlichem Honig pürieren und mit Cayennepfeffer scharf abschmecken.

■ Grill vorheizen. Die Hähnchenflügel in 4 Aluschalen legen, Marinade darüber verteilen und das Fleisch grillen, bis es ganz durch ist.

■ Kiwi-Honig-Sauce zu den gegrillten Hähnchenflügeln servieren.

Zubereitungszeit: 25 Min.

EW	Fett	KH	kcal/kJ
42 g	41 g	28 g	647/2787

Kochbananen mit Gambas

- Zwiebel schälen und fein hacken. Mango schälen, das Fruchtfleisch vom Stein lösen und würfeln. Tomaten überbrühen, abschrecken, häuten, entkernen und Fruchtfleisch in Würfel schneiden. Chilischote halbieren, waschen und fein hacken.
- Öl erhitzen, Zwiebel und Chili darin anbraten, Tomaten- und Mangowürfel zufügen und ca. 5 Minuten köcheln lassen. Kokosrahm einrühren und alles mit Salz, Pfeffer und Tabasco abschmecken.
- Kochbananen schälen, in Scheiben schneiden. Gambas waschen, am Rücken aufschneiden, entdarmen. Knoblauch schälen, in Scheiben schneiden. 1 Limette auspressen, restliche Limette waschen, abtrocknen und in Viertel schneiden.
- 2 EL Nussöl in einer Pfanne erhitzen, Kochbananen darin goldbraun braten und salzen. Restliches Öl und Butter erhitzen, Knoblauch zufügen, Gambas aufgeklappt mit der offenen Seite im heißen Öl kurz anbraten, dabei einmal wenden, mit etwas Limettensaft beträufeln und salzen.
- Gambas mit Kochbananen und scharfem Kokosdip servieren und nach Wunsch mit frischen Kräutern und Mangospalten garnieren.

Zutaten:
1 Zwiebel
1 kleine Mango
6 Fleischtomaten
1 rote Chilischote
2 EL Öl, 2 EL Kokosrahm
Salz, Pfeffer, Tabasco
4 reife Kochbananen (à 350 g)
12 große Gambas mit Schwanz, geschält
4 Knoblauchzehen
2 Limetten (unbehandelt)
4 EL Nussöl, 1 EL Butter

Zubereitungszeit: 45 Min.

EW	Fett	KH	kcal/kJ
34 g	21 g	40 g	495/2079

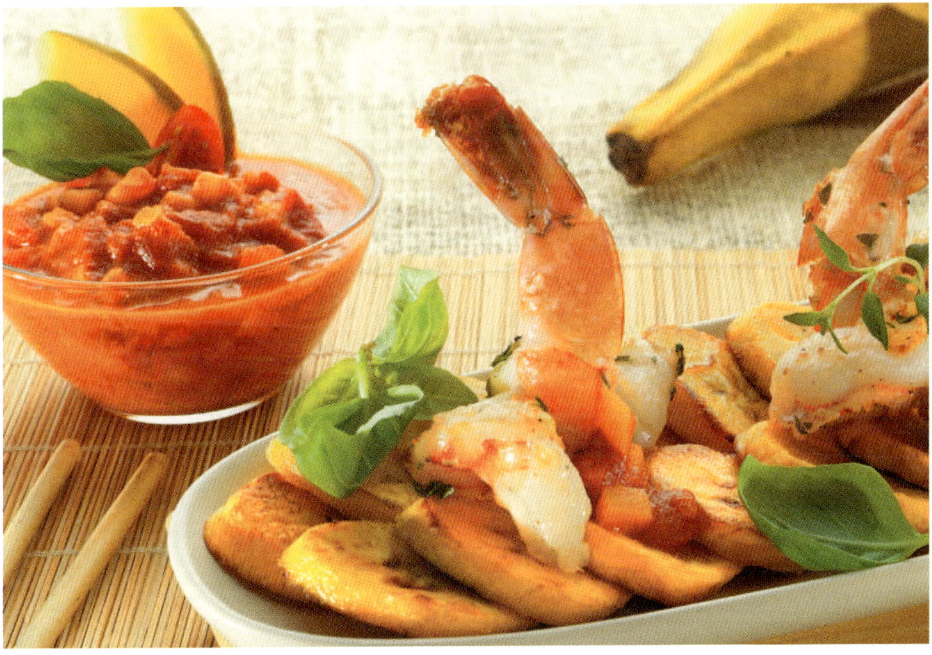

Lammcurry mit Kokos und Ananas

Zutaten:
500 g Lammgulasch
2 EL Pflanzencreme (z. B. von Rama)
4 Zwiebeln
1/2 l Cremefine
1/2 l Kokosmilch
1 frische rote Peperoni
3 TL frischer Ingwer, gerieben
Salz
Pfeffer
3 TL Currypulver
1 Lorbeerblatt
200 g frische Ananas
Reis als Beilage

■ Gulasch trockentupfen und von Sehnen und Fett befreien. Pflanzencreme in einer tiefen Pfanne erhitzen. Lammfleisch hineingeben und ca. 5 Minuten unter Rühren scharf anbraten. Zwiebeln schälen, in Würfel schneiden, dazugeben und glasig anschwitzen. Mit Cremefine und Kokosmilch ablöschen.

■ Peperoni waschen, halbieren, die Kerne entfernen und die Schote in feine Streifen schneiden. Peperoni, Ingwer, Salz, Pfeffer, Currypulver und Lorbeerblatt zum Lammfleisch geben und zugedeckt bei mittlerer Hitze ca. 1 Stunde garen.

■ Ananas schälen, längs vierteln und Strunk herausschneiden. Fruchtfleisch in Würfel schneiden und zum Lammcurry geben. Bei geöffnetem Deckel ca. 15 Minuten ziehen lassen. Lammcurry mit Reis servieren.

Zubereitungszeit: 30 Min.

EW	Fett	KH	kcal/kJ
10 g	22 g	20 g	315/1309

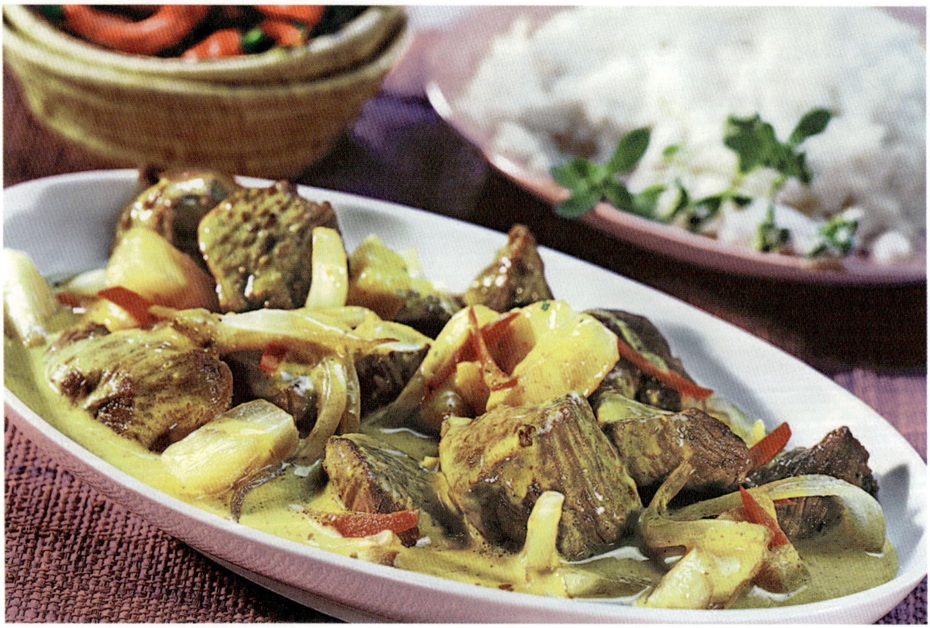

Papaya-Tomaten-Topf mit Krabben

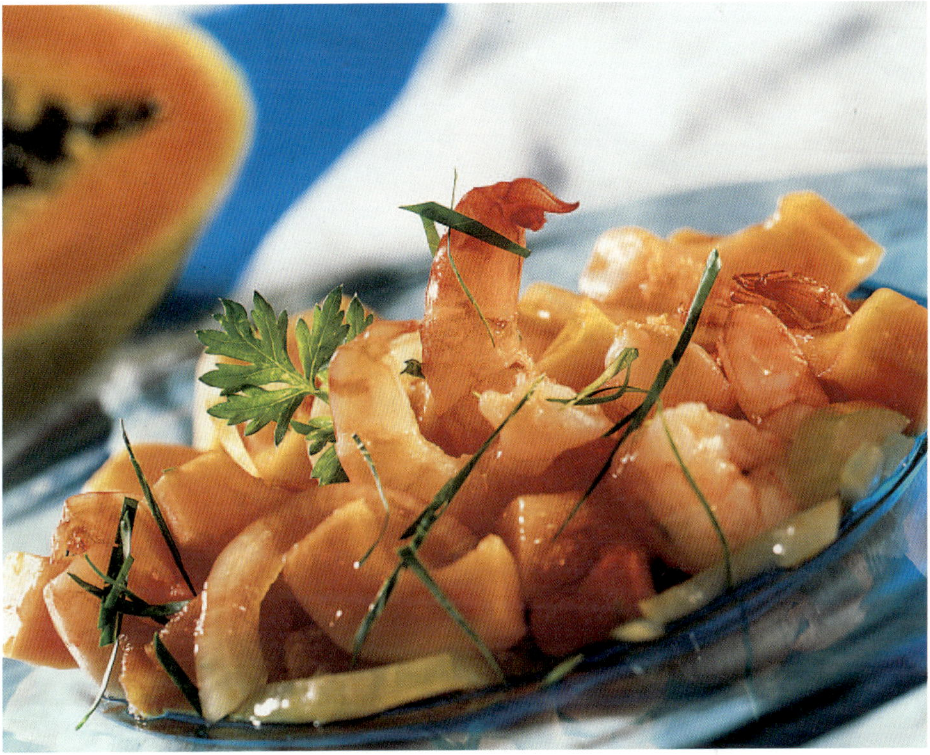

■ Papayas längs halbieren, Kerne mit einem Löffel entfernen und Fruchthälften mit einem Sparschäler schälen. Das Fruchtfleisch in mundgerechte Stücke schneiden.
■ Gemüsezwiebel schälen, halbieren und in Ringe schneiden. Knoblauchzehen schälen.
■ Öl in einer Pfanne erhitzen, Zwiebelringe darin glasig dünsten. Knoblauch dazupressen, Papayastücke, Tomaten und Krabben hinzufügen, alles unter Rühren kurz schmoren. Das Ganze mit Hühnerbrühe ablöschen und 2–3 Minuten bei schwacher Hitze in der geschlossenen Pfanne ziehen lassen.
■ Die Petersilie waschen, trockentupfen, Blättchen von den Stielen zupfen und in Streifen schneiden. Papaya-Tomaten-Topf mit Salz, Pfeffer und Zucker abschmecken, mit Petersilie garniert servieren.

EW	Fett	KH	kcal/kJ
12 g	6 g	10 g	143/602

Zutaten:
2 reife Papayas
1 Gemüsezwiebel
2 Knoblauchzehen
2 EL Öl
250 g stückige Tomaten (Fertigprodukt)
200 g Krabben
1/8 l Hühnerbrühe
1 Bd. glatte Petersilie
Salz, Pfeffer
1 Prise Zucker

Zubereitungszeit: 30 Min.

Gegrillte Langostinos mit Maracuja-Vinaigrette

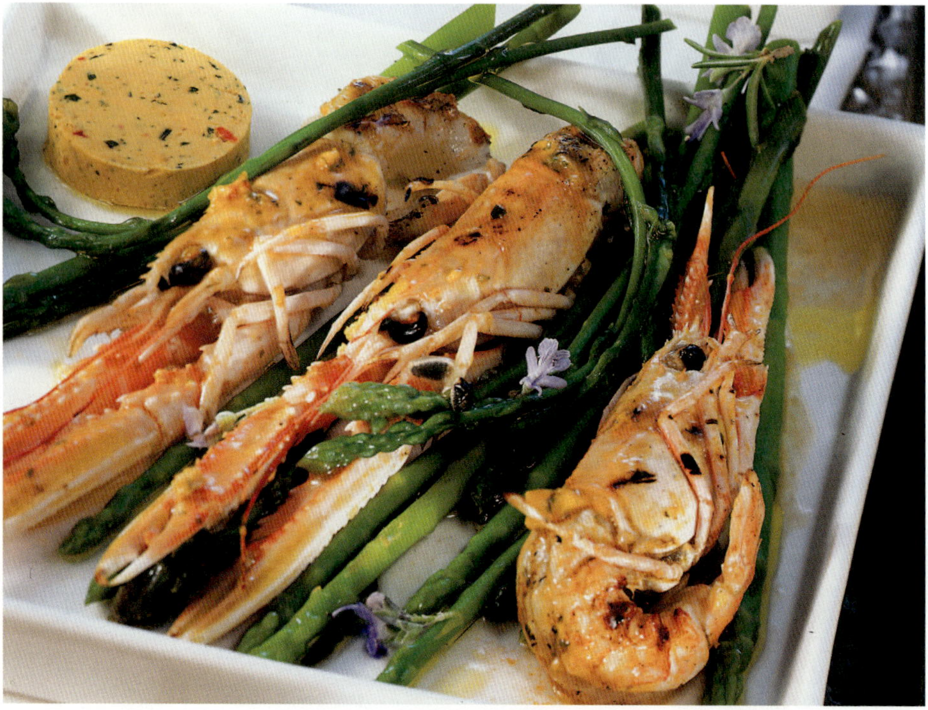

Zutaten:
Saft von 3 Maracujas
2 EL Weißweinessig
2 EL Zucker
Salz
1 Prise Cayennepfeffer
6 EL Olivenöl
1 Bd. grüner Spargel
12 Langostinos mit Kopf und Scheren
80 g Kräuterbutter
1 TL Rosmarinblüten

Zubereitungszeit: 30 Min.

■ Für die Vinaigrette Maracujafruchtsaft mit Weißweinessig, Zucker, Salz und Cayennepfeffer in einer kleinen Schüssel verrühren. Olivenöl langsam angießen und mit einem Schneebesen einrühren.

■ Spargel waschen, harte Stielenden entfernen und den Spargel 2–5 Minuten in kochendem Salzwasser garen. Anschließend kurz abschrecken, noch lauwarm in die Vinaigrette einlegen und marinieren.

■ Langostinos behutsam aus den Panzern lösen und den Darm entfernen. Köpfe und Scheren sollten dabei nicht abbrechen. Kurz waschen und trockentupfen.

■ Eine Grillpfanne erhitzen, Langostinos mit Kräuterbutter einpinseln und darin bei geringer Hitze rundherum 3–4 Minuten braten. Langostinos mit Spargel im Wechsel auf Tellern anrichten. Etwas Vinaigrette über den Spargel gießen und mit Rosmarinblüten garniert servieren.

EW	Fett	KH	kcal/kJ
22 g	34 g	10 g	430/1800

Gebratene Nudeln mit Ananas

■ Nudeln einige Male durchbrechen und in Salzwasser nach Packungsanweisung bissfest garen. In ein Sieb abgießen, abschrecken und gut abtropfen lassen.
■ Zwiebel schälen und fein würfeln. Die Frühlingszwiebeln waschen, putzen und in Ringe schneiden. Chilischoten waschen, längs aufschlitzen, die Kerne entfernen und das Fruchtfleisch in Ringe schneiden. Koriander waschen, trockenschütteln, Blätter abzupfen und grob hacken.
■ Ananas schälen, längs vierteln, den Strunk herausschneiden und das Fruchtfleisch in Stücke schneiden, dabei den austretenden Saft auffangen.
■ Butter in einer Pfanne erhitzen, Ananasstücke darin kurz anbraten, Nudeln, Zwiebelwürfel, Frühlingszwiebeln und Chiliringe dazugeben, untermengen und einige Minuten unter Rühren mitbraten.
■ Den aufgefangenen Ananassaft zugeben, das Ganze mit Salz und Pfeffer abschmecken und mit Koriander bestreut servieren.

Zubereitungszeit: 30 Min.

EW	Fett	KH	kcal/kJ
6 g	10 g	38 g	266/1117

Zutaten:
150 g chin. Eiernudeln oder Makkaroni
Salz
1 rote Zwiebel
2 Frühlingszwiebeln
2 frische rote Chilischoten
1/2 Bd. Koriander
1 kleine Ananas
3 EL Butter
Pfeffer aus der Mühle

Tipp
Eine köstliche Variante dieses Gerichts: Nudeln durch Reis ersetzen. Diesen mit Zwiebel in Butter andünsten, mit Brühe oder Weißwein nach und nach auffüllen, wenn die Flüssigkeit verkocht ist. Reis in ca. 20 Minuten garen. Frühlingszwiebeln, Chilis und Ananas ca. 3 Minuten vor Ende der Garzeit dazugeben. mit Salz und Pfeffer abschmecken und mit Koriander bestreut servieren.

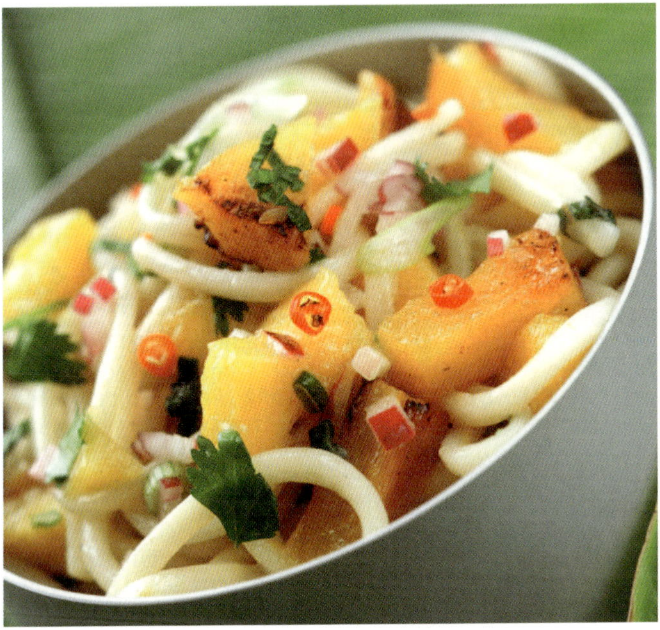

Rindfleisch mit Mango

Zutaten:
500 g mageres Rindfleisch
2 TL helle Sojasauce
1 TL dunkle Sojasauce
2 EL Sake
1/2 TL Zucker
je 1 Prise Salz und Pfeffer
2 TL Speisestärke
1 Mango
3 Knoblauchzehen
4 Frühlingszwiebeln
2 TL Austernsauce
Öl zum Braten
1 TL Ingwerpulver

EW	Fett	KH	kcal/kJ
33 g	18 g	34 g	448/1881

■ Rindfleisch trockentupfen und in 1 cm breite Streifen schneiden. 1 TL helle und dunkle Sojasauce, 1 TL Sake, Zucker, Salz und Pfeffer zu einer Marinade verrühren. 1 1/2 TL Stärke mit 3 EL Wasser verrühren und dazugeben. Fleisch in der Marinade einlegen und 30 Minuten kalt stellen.

■ Mango schälen, das Fruchtfleisch vom Stein schneiden und in Stücke schneiden. Knoblauch schälen und fein hacken. Frühlingszwiebeln putzen, waschen und in Ringe schneiden. Restliche Sojasauce, Austernsauce und restliche Stärke mit 3 EL Wasser zu einer Sauce verrühren.

■ Etwas Öl erhitzen, Knoblauch, Weiß der Frühlingszwiebeln sowie Ingwer darin kurz unter Rühren anschwitzen. Fleischstreifen mit Marinade zufügen und von allen Seiten anbraten. Restlichen Sake einrühren, alles in eine Schüssel füllen und warm stellen.

■ Nochmals etwas Öl erhitzen, Mangowürfel darin zugedeckt 1 Minute braten. Angerührte Sauce darübergießen und aufkochen lassen. Grün der Frühlingszwiebeln untermischen, über das Fleisch geben und servieren.

Zubereitungszeit: 40 Min.

Entenbrust mit Litschis

Zutaten:
4 Korianderwurzeln
3 Knoblauchzehen
10 weiße Pfefferkörner
2 EL helle Sojasauce
1 EL dunkle Sojasauce
3 Entenbrüste (ca. 1 kg)
12 Litschis
12 Kirschtomaten
6 Frühlingszwiebeln
3 EL Taujiau (eingelegte gelbe Bohnen)

Zubereitungszeit: 45 Min.

EW	Fett	KH	kcal/kJ
34 g	31 g	9 g	450/1890

■ Korianderwurzeln waschen und klein schneiden. Knoblauch schälen und hacken. Beides mit Pfefferkörnern im Mörser zerstoßen. Die Sojasauce unterrühren.

■ Die Entenbrüste waschen, trockentupfen und mit der Hautseite nach oben auf ein Backblech legen. Marinade darauf verteilen und zugedeckt 30 Minuten ziehen lassen. Ofen auf 220 Grad vorheizen. Entenbrüste mit der Hautseite nach unten in die Fettpfanne des Backofens geben, ca. 3 Minuten knusprig braten, umdrehen und noch ca. 20 Minuten braten.

■ Litschis schälen und entsteinen. Tomaten waschen. 1/8 l Wasser zu den Entenbrüsten gießen, Litschis sowie Tomaten dazugeben und 20 Minuten braten. Entenbrüste aus dem Backofen nehmen, ca. 10 Minuten ruhen lassen und den Bratensaft beiseite stellen.

■ Frühlingszwiebeln waschen, putzen und fein hacken. Fettpfanne wieder erhitzen, Frühlingszwiebeln darin anbraten und Taujiau sowie Bratensaft dazugeben. 1 Minute köcheln lassen.

■ Entenfleisch in Scheiben schneiden, Frühlingszwiebeln darauf verteilen, Litschis und Tomaten darauf anrichten.

Tunfischsteaks in Bananen-Kokos-Sauce

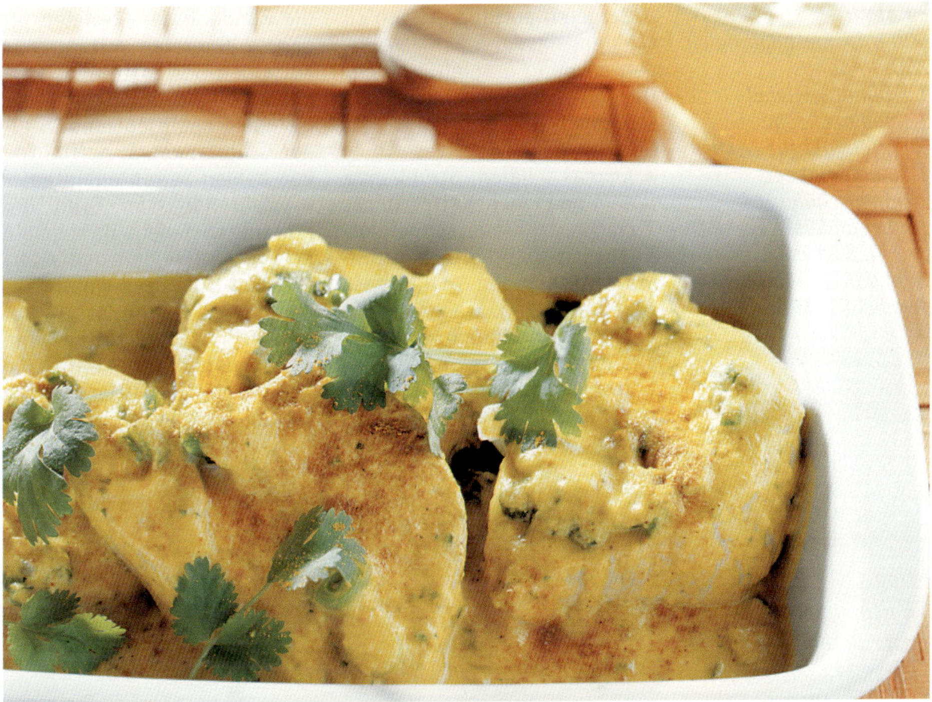

■ Limette auspressen. Die Tunfischsteaks waschen, trockentupfen, mit der Hälfte des Limettensafts beträufeln und ziehen lassen. Bananen schälen und klein schneiden. Zusammen mit dem restlichen Limettensaft und der Fischsauce pürieren.

■ Frühlingszwiebeln putzen, waschen und in Scheiben schneiden. Ingwer schälen, klein würfeln. Beides in einem Topf im heißen Öl dünsten, bis die Frühlingszwiebelscheiben auseinander fallen. Bananenpüree, Currypulver und Kräuterbouillon zugeben und aufkochen.

■ Kokosmilch hinzugeben, erneut aufkochen und bei schwacher Hitze köcheln, bis eine cremige Sauce entstanden ist. Koriander waschen und trockentupfen. Blättchen von den Stielen zupfen und fein schneiden.

■ Sauce in eine flache Auflaufform gießen, mit Koriander bestreuen und Tunfischsteaks hineinlegen. Im vorgeheizten Backofen bei 150 Grad 15–20 Minuten garen, bis der Fisch durch ist. Nach der Hälfte der Garzeit die Tunfischsteaks in der Sauce wenden.

Zutaten:
1 Limette, 4 Tunfischsteaks (à 125 g)
2 Bananen
1 EL Fischsauce
4 Frühlingszwiebeln
10 g frischer Ingwer
2 EL Erdnussöl
1 EL Currypulver
1–2 TL Kräuterbouillon (Instant, z. B. von Knorr)
150 ml Kokosmilch
1 Bd. Koriander

Zubereitungszeit: 25 Min.

EW	Fett	KH	kcal/kJ
29 g	37 g	7 g	477/1980

Garnelen-Ananas-Spieße mit Teriyaki

Zutaten:
500 g TK-Riesengarnelen
250 g Ananas
1 Frühlingszwiebel
1 Knoblauchzehe
8 EL Teriyaki für Fisch
1 TL abgeriebene Zitronenschale (unbehandelt)
1/2 TL Zucker
Grün von 2 Frühlingszwiebeln zum Garnieren

- Garnelen auftauen. Dann so schälen, dass die Schwanzenden an den Garnelen bleiben. Die Garnelen am Rücken einschneiden und den Darm entfernen.
- Ananas schälen, Strunk entfernen und Fruchtfleisch in ca. 1 cm breite Ringe schneiden. Ananasringe in gleich große Stücke schneiden. Frühlingszwiebel putzen, waschen und hacken. Knoblauch schälen und durch eine Presse drücken.
- Teriyaki mit Frühlingszwiebel, Knoblauch, Zitronenschale und Zucker in einer Schüssel miteinander vermischen. Garnelen zugeben und kurz in der Marinade ziehen lassen.
- Garnelen aus der Marinade nehmen, Marinade beiseite stellen. Je 1 Stück Ananas in die Rundung der Garnelen legen, 2 Garnelen mit Ananas auf einen Spieß stecken, Garnelen-Ananas-Spieße mit der Marinade bepinseln und in einer Grillpfanne ca. 4 Minuten von beiden Seiten anbraten.
- Währenddessen Grün der Frühlingszwiebeln in schmale Streifen schneiden und zweimal kurz in kaltes Wasser legen. Gut abtropfen lassen, auf einer Platte verteilen und Spieße darauf anrichten. Nach Wunsch mit restlicher Marinade und Teriyaki servieren.

Zubereitungszeit: 15 Min.

EW	Fett	KH	kcal/kJ
27 g	2 g	16 g	198/832

Tipp
Weichen Sie Holz- oder Bambusspieße vor dem Grillen 30 Minuten in Wasser ein, damit sie beim Grillen nicht verbrennen. Wenn Sie Schaschlikspieße verwenden, können Sie sich das lästige Wässern der Spieße sparen. Zudem lassen sich die Garnelen besser von den Metallspießen schieben.

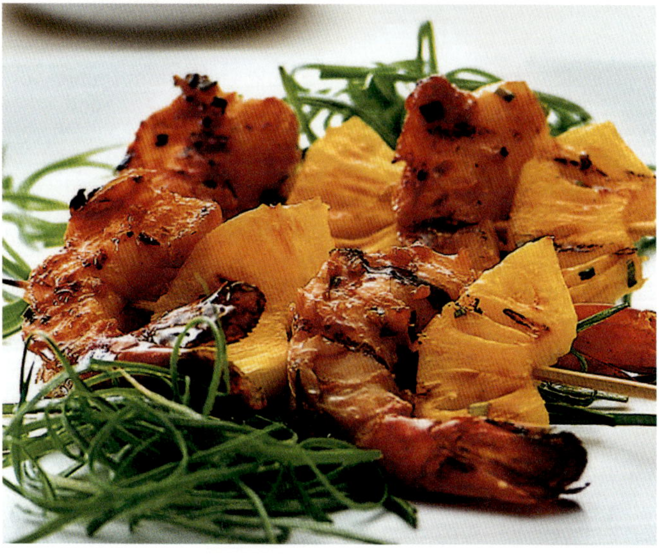

Orangen-Mango-Risotto

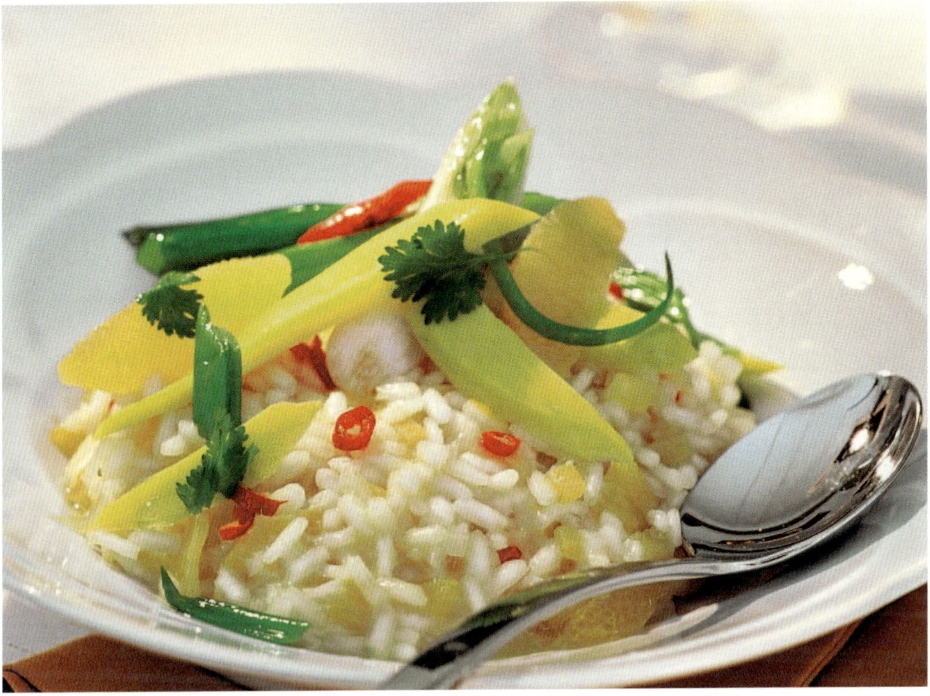

■ Mangos schälen. 1 Mango in Würfel, die andere in Scheiben schneiden. 2 Orangen auspressen, die restlichen wie einen Apfel schälen, sodass die weiße Haut mit entfernt wird. Filets zwischen den Trennhäutchen herausschneiden und beiseite stellen.

■ Zwiebel schälen, Chili waschen und beides in Würfel schneiden. In 1 EL Butter glasig dünsten, Reis zufügen und ebenfalls dünsten, dann mit Essig, Orangensaft und Wein ablöschen. Mangowürfel unterrühren, allmählich mit Gemüsefond aufgießen und mit Salz würzen. Risotto ca. 25 Minuten unter häufigem Rühren garen.

■ Frühlingszwiebeln putzen, waschen, in ca. 5 cm lange Stücke schneiden und ca. 4 Minuten im Öl braten. Mit Salz und Pfeffer abschmecken. Die Hälfte der Orangenfilets mit Parmesan und restlicher Butter unter das Risotto heben, nochmals mit Salz und Pfeffer abschmecken.

■ Risotto mit Frühlingszwiebeln, restlichen Orangen und Mangoscheiben auf Teller verteilen. Mit frischem Koriander bestreuen.

Zutaten:
2 Mangos, 6 Orangen
1 Zwiebel, 1 rote Chilischote, 2 EL Butter
250 g Risottoreis
4 EL Weißweinessig
200 ml Weißwein
1/2 l Gemüsefond
Salz, 2 Bd. Frühlingszwiebeln, 2 EL Sonnenblumenöl, Pfeffer
3 EL Parmesan, gerieben
frischer Koriander

Zubereitungszeit: 35 Min.

EW	Fett	KH	kcal/kJ
12 g	19 g	48 g	455/1911

Entenbrust mit Mangosauce

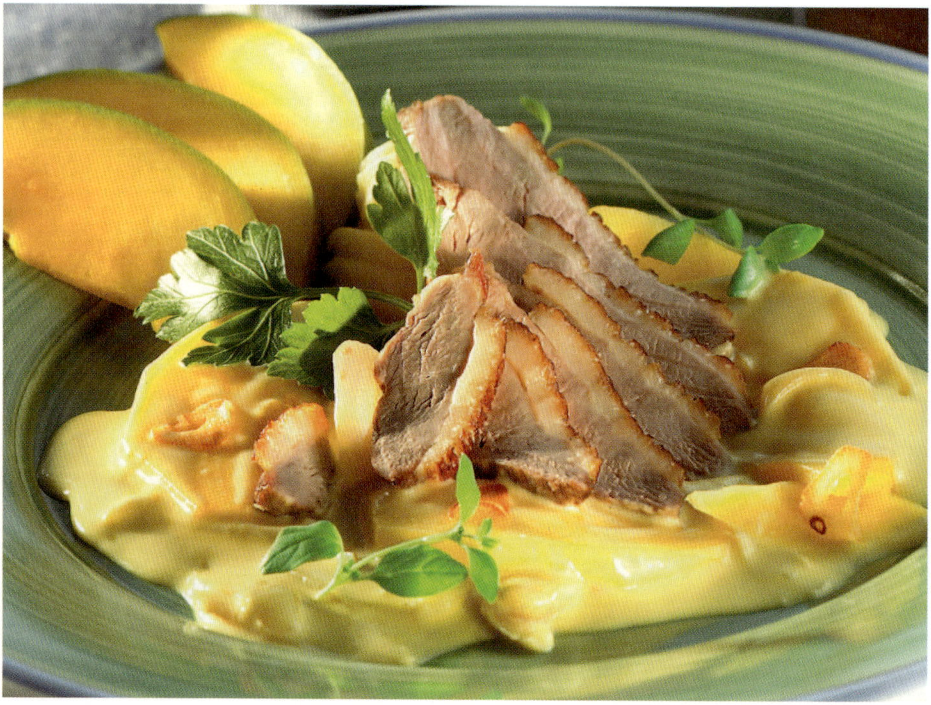

Zutaten:
500 g Kartoffeln
Salz, 4 Entenbrüste
(à 180 g)
Pfeffer
6 EL Butter
2 EL Öl
1 EL Honig
4 EL Milch
10 g frischer Ingwer
Saft von 2 Orangen
2 Knoblauchzehen
4 Schalotten
2 Mangos
1/2 l Brühe
250 g Sahne
1 EL Saucenbinder

■ Kartoffeln schälen, waschen und in Salzwasser garen. Entenbrüste waschen, trockentupfen, die Haut schräg einschneiden und mit Salz sowie Pfeffer würzen. Backofen auf 180 Grad vorheizen.

■ 2 EL Butter und Öl in einem Bräter erhitzen, Entenbrüste mit der Hautseite nach unten darin scharf anbraten, evtl. wenden und im Backofen ca. 8 Minuten weitergaren. Mit der Hautseite nach oben drehen und weitere 8 Minuten garen. 5 Minuten vor Ende der Garzeit mit Honig bestreichen.

■ Kartoffeln abschütten, mit 2 EL Butter und Milch zu Püree stampfen. Ingwer schälen, fein reiben, mit 2 EL Orangensaft unterrühren und mit Salz sowie Pfeffer abschmecken. Knoblauch und Schalotten schälen, Knoblauch in feine Scheiben, Schalotten in Spalten schneiden. Mangos schälen, Fruchtfleisch in Spalten vom Stein schneiden.

■ Restliche Butter erhitzen, Knoblauchscheiben und Schalotten darin anbraten, mit Brühe und restlichem Orangensaft ablöschen und 5–10 Minuten köcheln lassen.

Entenbrust mit Mangosauce (Fortsetzung)

■ Sahne angießen, das Ganze aufkochen lassen und Sauce mit Saucenbinder andicken. Mit Salz und Pfeffer abschmecken. Mangospalten zufügen und kurz erhitzen.

■ Entenbrüste aufschneiden und mit Mangosauce auf Tellern anrichten. Ingwerpüree dazu reichen und nach Wunsch mit frischen Kräutern garniert servieren.

Zubereitungszeit: 50 Min.

EW	Fett	KH	kcal/kJ
39 g	75 g	40 g	987/4135

Ananas-Speck-Burger

■ Speckscheiben in einer großen beschichteten Pfanne bei mittlerer Hitze knusprig braten. Auf Küchenpapier entfetten und abkühlen lassen.

■ Eisbergsalat waschen und trockenschütteln. Paprikaschote vierteln, von Kernen und Stielansatz befreien. Die Viertel waschen und trockentupfen.

■ Paprikahälften und Ananasscheiben in der Pfanne im Speckfett ca. 2 Minuten leicht braten.

■ Zwiebelbrötchen halbieren, jeweils eine Hälfte mit Chilisauce und eine Hälfte mit Knoblauchsauce bestreichen. Salat auf die untere Hälfte legen, Ananas, Paprika und Speck daraufschichten. Mit den oberen Brötchenhälften bedecken.

Zutaten für 2 Personen:
75 g Frühstücksspeck
2 Blätter Eisbergsalat
1 kleine rote Paprikaschote
2 Scheiben frische Ananas (ca. 200 g)
2 Zwiebelbrötchen
2 EL Chilisauce
2 TL Knoblauchsauce

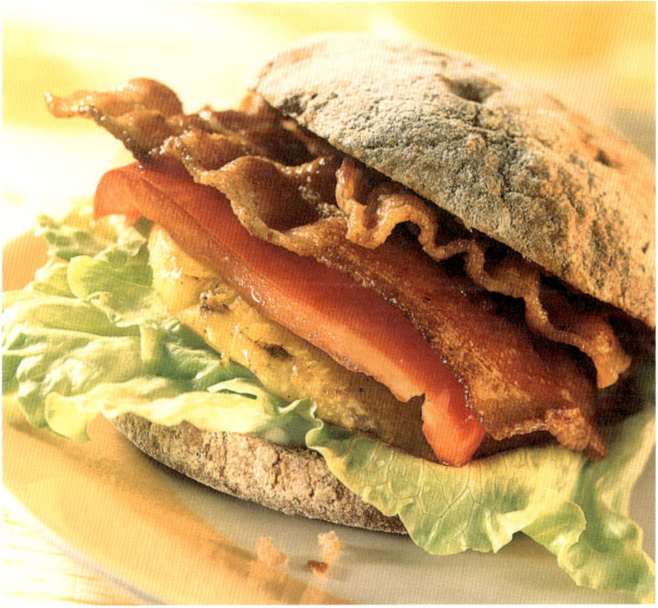

Zubereitungszeit: 15 Min.

EW	Fett	KH	kcal/kJ
14 g	5 g	49 g	300/1260

Putenfleisch in Limetten-Kokos-Creme

Zutaten:
750 g Putenbrustfilet
Salz, Pfeffer
1 Knoblauchzehe
2 Stängel Zitronengras
1 frische Chilischote
1 EL Pflanzencreme
1 TL Sesamöl, 1 Limette
400 ml Kokosmilch
Basmatireis als Beilage

EW	Fett	KH	kcal/kJ
26 g	61 g	14 g	710/2269

■ Fleisch kurz waschen, trockentupfen, in Würfel schneiden, salzen und pfeffern.
■ Knoblauch schälen und fein hacken. Vom Zitronengras die äußeren Blätter entfernen und den Stängel in feine Scheiben schneiden. Chilischote waschen, entkernen und in kleine Streifen schneiden.
■ Pflanzencreme und Sesamöl erhitzen. Putenwürfel darin von allen Seiten anbraten. Knoblauch, Chilischote und Zitronengras zufügen, kurz anschmoren.
■ Limette heiß waschen, in Scheiben schneiden und die Scheiben vierteln. Limettenecken und Kokosmilch zum Fleisch geben. Alles aufkochen lassen und 7 Minuten garen. Das Gericht nochmals pikant abschmecken und mit Basmatireis servieren.

Zubereitungszeit: 10 Min.

Kalbsleber mit Maracuja

Zutaten:
400 g Penne, Salz
500 g frischer Blattspinat, 500 g Kalbsleber
Mehl, 2 EL Öl
2 Zwiebeln, 4 Maracujas
Honig, Pfeffer
1/2 Bd. Kräuter, gehackt

EW	Fett	KH	kcal/kJ
43 g	14 g	90 g	673/2827

■ Nudeln in Salzwasser nach Packungsanweisung bissfest kochen. Spinat unter fließendem Wasser waschen, abtropfen lassen und in kochendem Salzwasser kurz blanchieren. Abschütten, mit eiskaltem Wasser abschrecken und warm stellen.
■ Leber in Mehl wenden. Öl in einer Pfanne erhitzen und Leber darin anbraten. Zwiebeln schälen, halbieren, in dünne Streifen schneiden und dazugeben. Leber und Zwiebeln wenden und weiterbraten.
■ Maracujas halbieren, Mark herauskratzen. Leber mit Maracujamark, Honig, Salz, Pfeffer und frischen Kräutern abschmecken.
■ Nudeln abschütten, auf Tellern anrichten. Leber darüber verteilen und Spinat dazugeben.

Zubereitungszeit: 25 Min.

Kasseler mit Senfkruste

Zutaten:
1 Ananas
5 Zwiebeln
10 g frischer Ingwer
3 EL Senf
1 EL Zucker
Salz, 1 EL Currypulver
1 kg Kasseler
Butter für die Form
1/4 l Ananassaft

■ Ananas schälen, vierteln, vom Strunk befreien und in Stücke schneiden. Zwiebeln schälen und in Ringe schneiden. Ingwer schälen, fein hacken und mit Senf, Zucker, Salz und 1 TL Curry verrühren.
■ Kasseler in eine gebutterte Auflaufform legen und mit Senfpaste bestreichen.
■ Zwiebelringe und Ananasstücke um den Braten legen. Mit restlichem Currypulver und etwas Salz bestreuen.
■ Mit Ananassaft aufgießen und alles im Ofen bei 175 Grad ca. 80 Minuten garen.

Zubereitungszeit: 20 Min.

EW	Fett	KH	kcal/kJ
52 g	43 g	22 g	727/3043

Kokos-Fisch-Curry mit Ananas

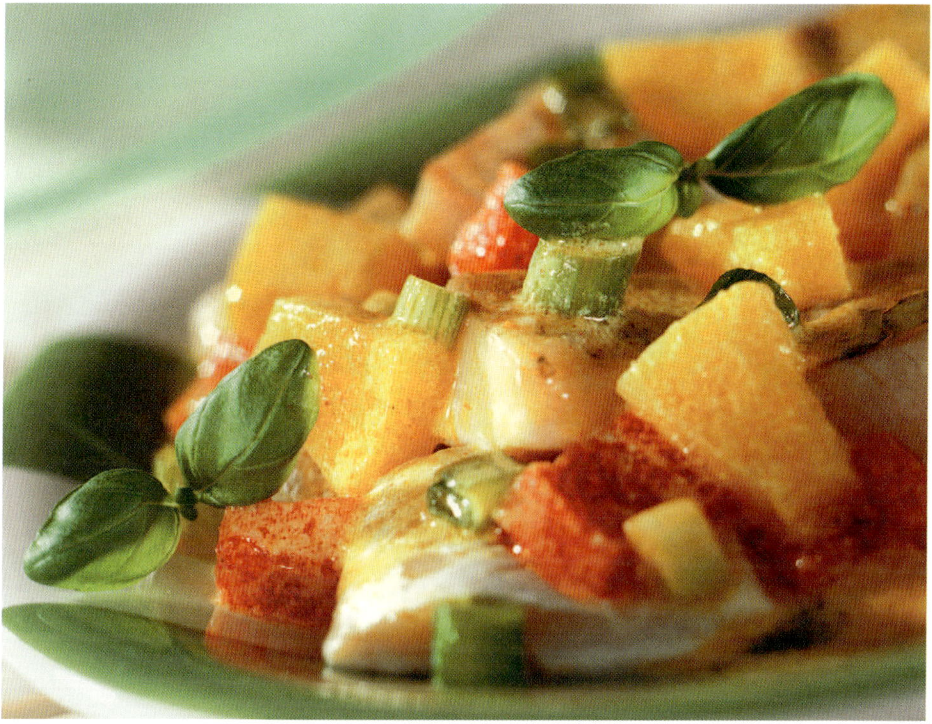

■ Paprika waschen, putzen, halbieren, Kerne und weiße Innenhäute entfernen und Fruchtfleisch in Würfel schneiden. Frühlingszwiebeln waschen, putzen und in Ringe schneiden. Öl in einer Pfanne erhitzen und beides darin ca. 8 Minuten andünsten.
■ Fisch unter fließendem kaltem Wasser waschen, mit Küchenpapier trockentupfen, in Würfel schneiden und mit Salz und Pfeffer würzen. Ananas schälen, längs vierteln, Strunk herausschneiden und Fruchtfleisch in Würfel schneiden.
■ 1/2 TL Currypulver zum Gemüse geben, kurz anrösten. Kokosmilch angießen, aufkochen lassen und Fisch- sowie Ananasstücke dazugeben. Fischcurry zugedeckt 5 Minuten köcheln lassen.
■ Basilikum in das Kokos-Fisch-Curry streuen und mit Sojasauce sowie Currypulver abschmecken.

EW	Fett	KH	kcal/kJ
19 g	5 g	18 g	194/815

Zutaten:
1 Paprikaschote
2 Frühlingszwiebeln
1 EL Öl
350 g Seelachsfilet
Salz
Pfeffer aus der Mühle
1 kleine Ananas
Currypulver
400 ml Kokosmilch
2 EL Basilikumblätter, gehackt
4 EL Sojasauce

Zubereitungszeit: 25 Min.

Fruchtiges Hühnerfrikassee

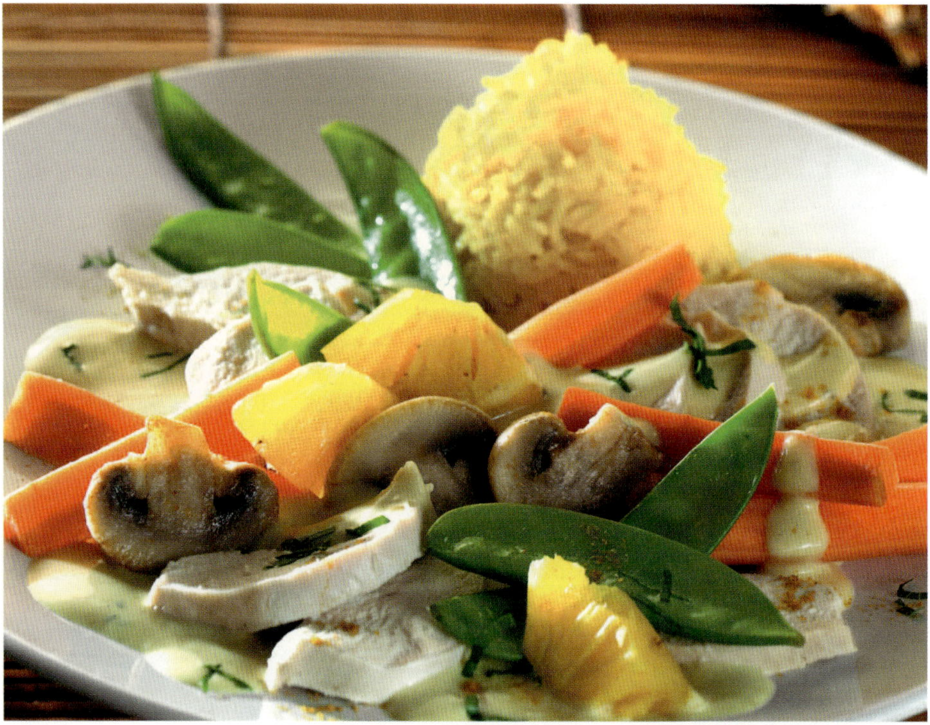

Zutaten:
3 Möhren, 250 g Zuckerschoten, Salz
100 g Champignons
Zitronensaft
1 kleine Ananas
500 g Hühnerbrustfilet
1/2 l Geflügelfond (Glas)
1 EL Butter
150 g Crème fraîche
Pfeffer aus der Mühle
1 1/2 TL Currypulver
(z. B. von Ostmann)
1 frisches Eigelb
frische Petersilie, gehackt

Zubereitungszeit: 40 Min.

■ Möhren schälen und in dünne Streifen schneiden. Zuckerschoten waschen, putzen und in Salzwasser 1 Minute blanchieren, abschrecken und abtropfen lassen. Champignons abreiben und in Scheiben schneiden. Mit 1–2 EL Zitronensaft vermischen.

■ Ananas schälen und in kleine Stücke schneiden. Fleisch waschen und trockentupfen. Geflügelfond erhitzen, Möhrenstreifen hineingeben. Hühnerbrustfilet darin 8 Minuten garen. Fleisch herausnehmen und warm stellen.

■ Butter zerlassen und Pilze darin anbraten. Geflügelfond dazugießen und ein wenig einkochen lassen. Die Crème fraîche einrühren. Hühnerbrustfilet in Scheiben schneiden und mit Zuckerschoten und Ananas dazugeben.

■ Mit Gewürzen und Zitronensaft würzen. Eigelb mit wenig Sauce verrühren. Frikassee vom Herd nehmen und Eigelbgemisch einrühren. Mit Petersilie bestreut servieren.

EW	Fett	KH	kcal/kJ
37 g	19 g	27 g	428/1785

Barbecue-Garnelen-Spieße

- Sesamöl, Zitronenzesten, Sojasauce, Salz und Pfeffer sowie Basilikum- und Korianderblätter in einer kleinen Schüssel miteinander verrühren.
- Garnelen unter fließendem kaltem Wasser waschen, mit Küchenpapier trockentupfen und mit der Marinade bestreichen. Garnelen ca. 2 Stunden kühl stellen.
- In der Zwischenzeit Kiwis schälen und in große Stücke schneiden. Marinierte Garnelen und Kiwistücke abwechselnd auf Holzspieße stecken.
- Öl in einer Grillpfanne erhitzen und Spieße darin von beiden Seiten braten. Chilischoten waschen, fein hacken. Garnelenspieße nach Wunsch mit Pinienkernen, Petersilie sowie gehackten Chilischoten bestreuen und Couscous dazu reichen.

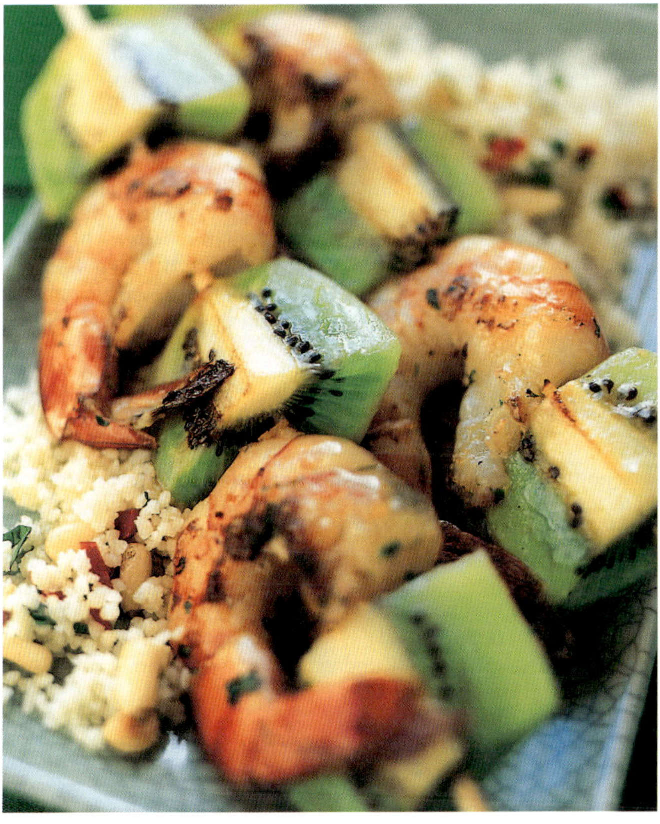

Zutaten:
3 EL Sesamöl
Zesten von 1 Zitrone (unbehandelt)
2 EL Sojasauce
Salz
Pfeffer, frisch gemahlen
je 2 EL Basilikum- und Korianderblätter, gehackt
500 g Riesengarnelen mit Schwanz
8 Kiwis
2 EL Öl
Chilischoten, Pinienkerne und Petersilie zum Garnieren
Couscous als Beilage

Zubereitungszeit: 20 Min.

EW	Fett	KH	kcal/kJ
28 g	19 g	29 g	419/1760

Pizza »Karibik«

Zutaten:
1/2 Würfel Hefe
Zucker, 260 g Mehl
4 EL Olivenöl, Salz
Mehl für die Hände und die Arbeitsfläche
150 g Tomaten
1 Knoblauchzehe
25 g getrocknete Tomaten, 5 EL Ketschup
1/2 Ananas
200 g Kochschinken
1 grüne Chilischote
1 kleine reife Avocado
1 EL Weißweinessig
1 EL Öl, Pfeffer
200 g Emmentaler, gerieben

Zubereitungszeit: 50 Min.

EW	Fett	KH	kcal/kJ
33 g	38 g	60 g	712/2990

■ Für den Teig Hefe mit 1 Prise Zucker in 130 ml lauwarmem Wasser auflösen. Mehl mit 3 EL Olivenöl und 1 Prise Salz in eine Rührschüssel geben. Die Hefe mit dem Handrührgerät langsam untermengen und alles in 2 Minuten zu einem glatten Teig kneten.

■ Mit bemehlten Händen auf der bemehlten Arbeitsfläche zu einer Kugel formen, mit Mehl bestäuben und in einer Schüssel abgedeckt ca. 25 Minuten an einem warmen Ort gehen lassen. Dann erneut durchkneten, zu einer Kugel formen und weitere 25 Minuten zugedeckt gehen lassen.

■ Für die Tomatensauce Tomaten waschen, halbieren, Stielansätze entfernen. Knoblauch schälen. Beides mit getrockneten Tomaten, Ketschup und restlichem Olivenöl fein pürieren. Mit Salz abschmecken.

■ Ananas schälen, Strunk entfernen und Fruchtfleisch in mundgerechte Stücke schneiden. Schinken würfeln. Chilischote waschen, halbieren, evtl. entkernen und in Ringe schneiden. Avocado halbieren, Stein entfernen und Fruchtfleisch in Spalten aus der Schale lösen. Mit Essig und Öl marinieren, mit Salz und Pfeffer würzen.

■ Teig auf einem mit Backpapier ausgelegten Blech so ausrollen, dass die Ränder überstehen, umklappen, festdrücken und mit einem Küchentuch bedeckt nochmals 10 Minuten gehen lassen.

■ Sauce auf dem Boden verstreichen, mit Käse bestreuen und dann Schinken, Ananas und Chilischote gleichmäßig darüber verteilen. Pizza im vorgeheizten Ofen bei 250 Grad 15–20 Minuten backen. Herausnehmen, mit Avocadospalten belegen und servieren.

Fisch-Bananen-Röllchen

Zutaten für 2 Personen:
2 Schollenfilets
1 Prise Salz
weißer Pfeffer
Saft von 1/2 Zitrone
1 Banane
1 kleine Stange Lauch
20 g Butter
1/2 TL Currypulver
1 Prise Zucker
135 g Sahne

■ Schollenfilets unter fließendem kaltem Wasser waschen, trockentupfen. Mit Salz, Pfeffer und Zitronensaft würzen.

■ Banane schälen, in Stücke schneiden, mit je 1 Schollenfilet umwickeln und feststecken.

■ Lauch putzen, waschen und in feine Streifen schneiden. In einer Pfanne Butter heiß werden lassen, Lauch darin dünsten. 200 ml Wasser einrühren und zum Kochen bringen.

■ Currypulver, Zucker und ca. 100 g Sahne einrühren, noch einmal abschmecken. Schollenfiletröllchen einlegen und 10 Minuten ziehen lassen. Kurz vor Ende der Garzeit restliche Sahne in die Sauce rühren und servieren.

Zubereitungszeit: 25 Min.

EW	Fett	KH	kcal/kJ
18 g	11 g	15 g	236/988

Desserts

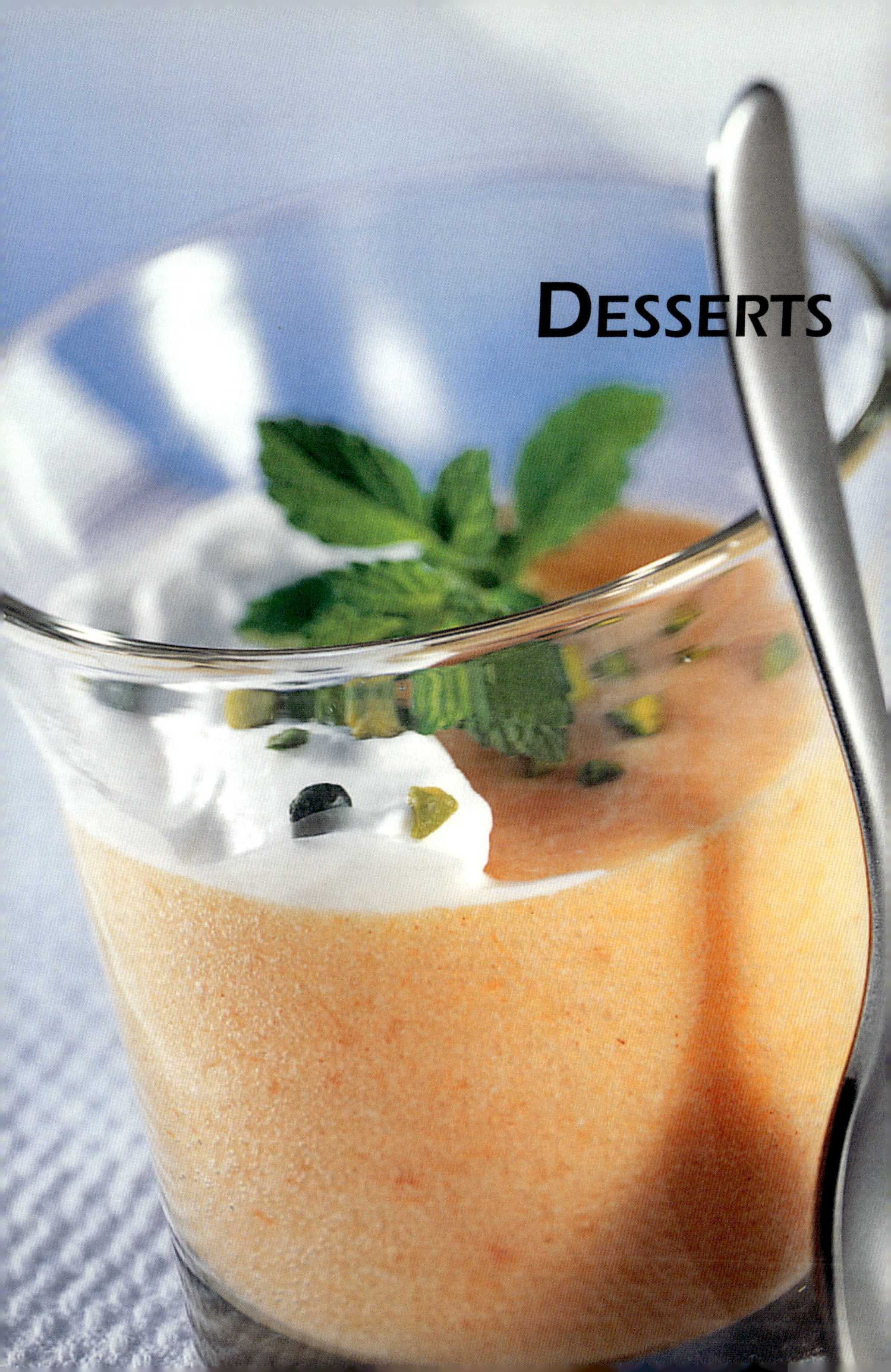

Kakicreme (Abb. S. 55)

Zutaten für 2 Personen:
3 Kakis
1–2 EL Zitronensaft
1 Eiweiß
50 g Sahne
1 Päckchen Vanillinzucker
1 EL ungesalzene Pistazienkerne
1 Stängel Zitronenmelisse

EW	Fett	KH	kcal/kJ
4 g	11 g	23 g	211/884

■ Kakis quer halbieren und das Fruchtfleisch mit einem Löffel aus der Schale lösen. Fruchtfleisch grob würfeln, mit Zitronensaft in einen Mixer geben und pürieren.

■ Eiweiß mit dem Handrührgerät steif schlagen. Sahne mit Vanillinzucker ebenfalls steif schlagen. 1 EL Schlagsahne in eine Schale füllen, und zugedeckt in den Kühlschrank stellen. Restliche Sahne und Eischnee nacheinander vorsichtig unter das Kakipüree heben.

■ Kakicreme in Gläser füllen und zugedeckt mindestens 45 Minuten in den Kühlschrank stellen, damit die Creme fest wird. Pistazienkerne hacken. Zitronenmelisse waschen, trockentupfen.

■ Restliche, kühl gestellte Sahne in einen Spritzbeutel mit Lochtülle füllen, in Tupfen auf der Kakicreme verteilen und mit Pistazien und Melisse garnieren.

Zubereitungszeit: 25 Min.

Walnusstaler mit Orangenmousse

Zutaten:
2 Blatt Gelatine
1 Orange (unbehandelt)
Saft von 1 Zitrone
250 g Vanillejogurt
1 Päckchen Bourbon-Vanillezucker
2 Eiweiß
50 g Walnusskerne
2 Eier
60 g Zucker
1 Prise Salz
30 g Mehl
1 EL Kakao
1/2 TL Backpulver
1 Orange
4 Walnusskernhälften
1 TL Puderzucker

Zubereitungszeit: 40 Min.

■ Für die Mousse Gelatine in kaltem Wasser nach Packungsanweisung einweichen. Die Orange waschen, abtrocknen, Schale abreiben und Saft auspressen. Orangen- und Zitronensaft mit Orangenschale, Jogurt und Vanillezucker verrühren.

■ Gelatine nach Packungsanweisung auflösen und mit 4 EL Jogurt verrühren. Unter Rühren mit der restlichen Jogurtmasse vermischen. Eiweiß sehr steif schlagen. Sobald die Masse zu gelieren beginnt, Eiweiß vorsichtig unterheben. Ca. 2 Stunden kalt stellen.

■ Für die Taler Walnüsse sehr fein hacken. Eier, Zucker, Salz und 2 EL heißes Wasser 8 Minuten lang auf höchster Stufe verrühren. Walnüsse, Mehl, Kakao und Backpulver daruntermischen. Mit einem Schneebesen unter die Eimasse heben.

■ Masse in einen Spritzbeutel mit Lochtülle füllen. Auf ein mit Backpapier belegtes Backblech 8 Teigkreise von ca. 8 cm Durchmesser spritzen. Im vorgeheizten Backofen bei 200 Grad ca. 8 Minuten backen. Abkühlen lassen.

■ Für die Garnitur Orange dick schälen und in dünne Scheiben schneiden. Jeweils 2 EL Orangenmousse auf die Hälfte der Biskuittaler verteilen und die andere Hälfte der Taler daraufsetzen. Mit Walnusskernen sowie Orangenscheiben verzieren und mit Puderzucker bestäuben.

EW	Fett	KH	kcal/kJ
16 g	17 g	42 g	397/1667

Schokoladenfondue mit exotischen Früchten

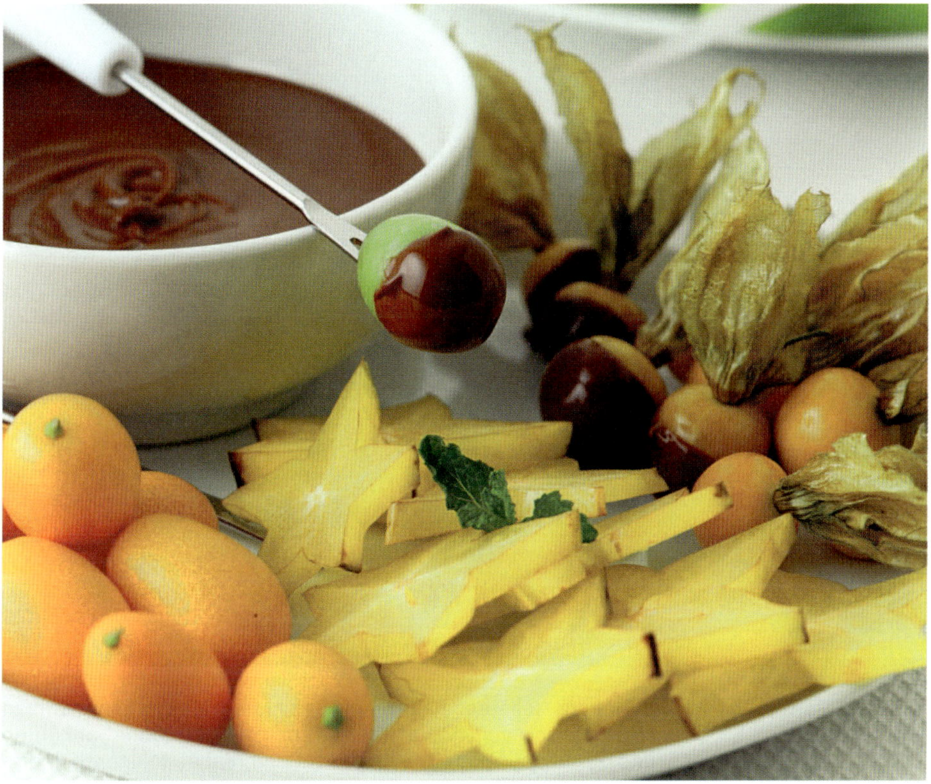

■ Früchte waschen, putzen, evtl. schälen, von Strunk, Kernen oder Stielansätzen befreien und in mundgerechte Stücke schneiden. Auf einer Platte dekorativ anrichten.

■ Beide Schokoladensorten grob hacken, zusammen mit der Milch in einen Fonduetopf geben und bei ganz schwacher Hitze auf dem Herd langsam unter Rühren schmelzen lassen. Nach Belieben mit Cognac aromatisieren.

■ Fonduetopf vom Herd nehmen, auf den Rechaud stellen und weiterhin auf kleiner Flamme heiß halten. Früchte abwechselnd auf Fonduegabeln spießen und in die Schokoladenmasse tauchen.

Zubereitungszeit: 30 Min.

EW	Fett	KH	kcal/kJ
8 g	19 g	57 g	450/1892

Zutaten:
1 kg gemischte exotische Früchte (z. B. Physalis, Kumquats, Karambole, Ananas, süße Melone)
je 100 g Vollmilch- und Zartbitterschokolade
200 ml Milch
4 cl Cognac

Mangos mit Champagnerzabaione

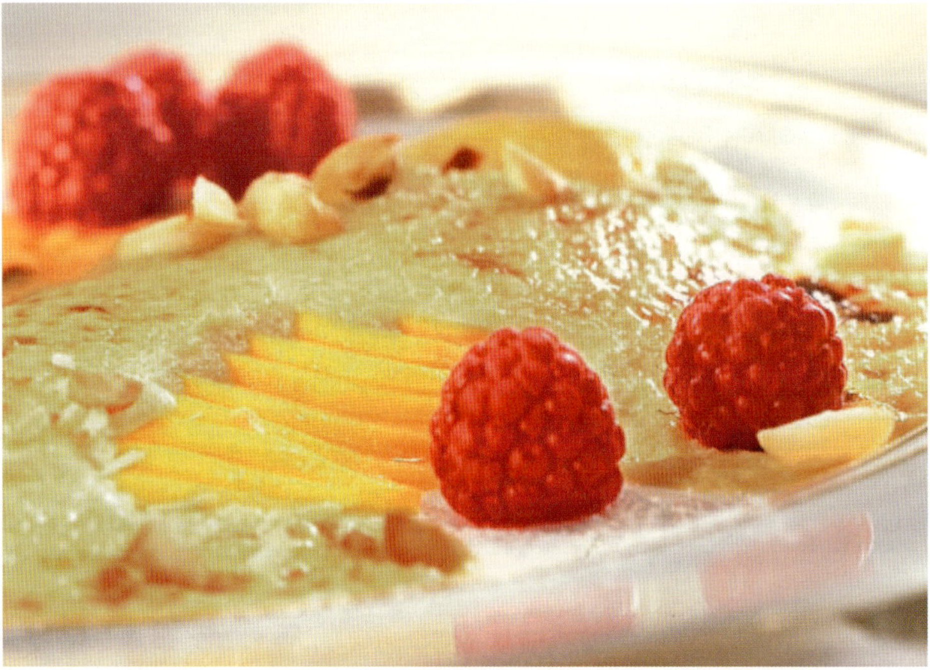

Zutaten:
2 reife Mangos
2 TL brauner Zucker
2 TL Zitronensaft
20 g Macadamianüsse
3 Eigelb
30 g Zucker
50 ml Champagner
80 g Frischkäse
60 g Himbeeren
Puderzucker zum Bestäuben

Zubereitungszeit: 20 Min.

▪ Mangos schälen, halbieren, Fruchtfleisch vom Stein lösen und in dünne Spalten schneiden. Mangos fächerförmig auf einer Platte verteilen, mit braunem Zucker bestreuen und Zitronensaft darüberträufeln. Macadamianüsse grob hacken und in einer beschichteten Pfanne ohne Fett goldbraun rösten.

▪ Eigelb, Zucker und Champagner in eine Metallschüssel geben, in ein vorbereitetes kochendes Wasserbad setzen und mit dem Schneebesen einige Minuten dickschaumig aufschlagen. Frischkäse vorsichtig unterziehen, Schüssel aus dem Wasserbad nehmen und die Zabaione abkühlen lassen, dabei gelegentlich umrühren.

▪ Mangoteller mit Zabaione überziehen und unter dem Backofengrill hellbraun gratinieren.

▪ Himbeeren waschen und abtropfen lassen. Gratinierte Mangos mit gerösteten Macadamianüssen und Himbeeren garnieren und nach Wunsch mit Puderzucker bestäuben.

EW	Fett	KH	kcal/kJ
4 g	9 g	21 g	194/815

Litschibällchen mit Himbeermark

■ Milch mit 1 EL Zucker, Salz und Butter in einen Topf geben und langsam erhitzen. Mehl mit Hefe vermischen und zusammen mit dem Ei in eine Schüssel geben. Milch-Butter-Gemisch dazugeben und alles zu einem geschmeidigen Teig verarbeiten. Diesen zugedeckt an einem warmen Ort ca. 30 Minuten gehen lassen.

■ Litschis abtropfen lassen. Teig nochmals gut kneten, dünn ausrollen und ca. 12 Kreise ausstechen. Auf jeden Kreis 1 Litschi legen und mit dem Teig zu kleinen Bällchen formen. Auf ein Arbeitsbrett legen, nochmals kurz gehen lassen und auf einer Servierplatte dekorativ anrichten.

■ Für das Himbeermark Himbeeren verlesen, waschen, abtropfen lassen und in eine Schüssel geben. Mit Himbeergeist, 2 EL Zucker und Vanillinzucker mischen. Dann ca. 30 Minuten marinieren. Marinierte Himbeeren mit Crème fraîche im Mixer pürieren und in ein Schälchen füllen.

■ Öl in den Fonduetopf füllen, auf der Herdplatte heiß werden lassen und auf dem Rechaud weitersieden lassen. Je 1 Litschibällchen im schwimmenden Fett ausbacken. Restlichen Zucker mit Zimt mischen, die noch warmen Bällchen darin wenden und in das Himbeermark dippen.

Zutaten:
1/8 l Milch
200 g Zucker
Salz
2 EL Butter
250 g Mehl
1/2 Päckchen Hefe
1 Ei
1 kleine Dose Litschis (425 g)
250 g frische Himbeeren
4 cl Himbeergeist
1 Päckchen Vanillinzucker
4 EL Crème fraîche
1 1/2 l Öl
2 EL Zimt

Zubereitungszeit: 40 Min.

EW	Fett	KH	kcal/kJ
12 g	91 g	119 g	1374/5722

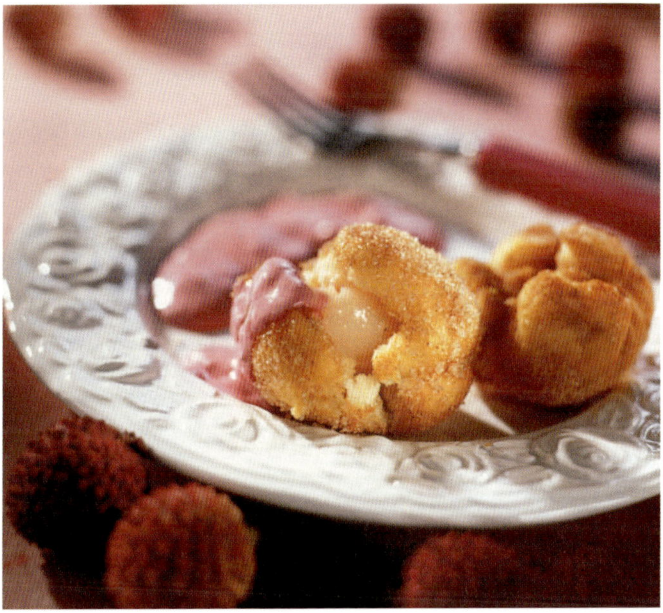

Tipp
Wenn erhältlich, sollten Sie frische Litschis für das Dessert verwenden. Denken Sie jedoch daran, dass Sie dann 800–900 g Früchte benötigen und Schale sowie Steine zuvor entfernt werden müssen.

Melonengrütze mit Baiser

Zutaten:
1 Netzmelone
1 Honigmelone
4 EL Zucker
3 TL Speisestärke
5 EL Zitronensaft, Zimt
2–3 Stängel Pfefferminze
15 g Baiser

EW	Fett	KH	kcal/kJ
2 g	0 g	39 g	174/731

■ Melonen längs halbieren, Kerne und das weiche Innere mit einem Löffel herausschaben, in ein Sieb geben und durchstreichen. Austretenden Saft auffangen. 500 g Fruchtfleisch in Kugeln ausstechen und beiseite stellen.

■ 400 g Fruchtfleisch mit Zucker und 100 ml Melonensaft pürieren. In einem Topf unter Rühren aufkochen, Stärke mit Zitronensaft glatt rühren, dazugeben und aufkochen. Mit restlichen Melonenkugeln und 1 Prise Zimt vermengen, abkühlen lassen und kalt stellen.

■ Minzeblättchen waschen, trockentupfen und in Streifen schneiden. Baiser zerbröseln. Beides über die Melonengrütze streuen und servieren.

Zubereitungszeit: 20 Min.

Kaktusfeigensorbet

Zutaten:
800 g Kaktusfeigen
260 g Zucker
2 EL Rum
2 Kiwis
Melisse zum Garnieren

Zubereitungszeit: 20 Min.

EW	Fett	KH	kcal/kJ
3 g	1 g	93 g	415/1743

■ Kaktusfeigen schälen, 2 Früchte gleichmäßig würfeln und zur Seite stellen. Restliches Fruchtfleisch grob würfeln und mit 250 g Zucker, 1/4 l Wasser sowie der Hälfte des Rums pürieren und durch ein Sieb passieren. Masse in eine Eismaschine geben oder in einer Schale im Gefrierfach ca. 4 Stunden gefrieren lassen, dabei ab und zu umrühren.

■ Kiwis schälen, in Würfel schneiden, mit Kaktusfeigenwürfeln, restlichem Rum und Zucker verrühren und kalt stellen. Sorbet mit marinierten Früchten anrichten und nach Wunsch mit Melisse garniert servieren.

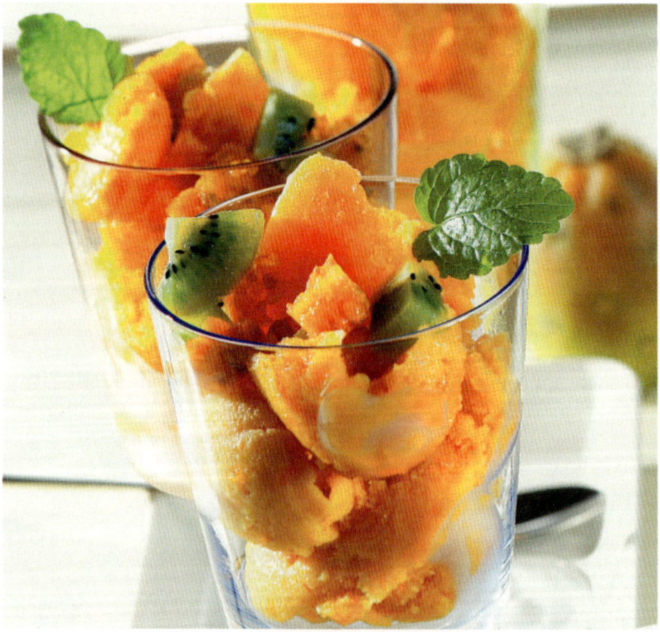

Mango-Papaya-Salat

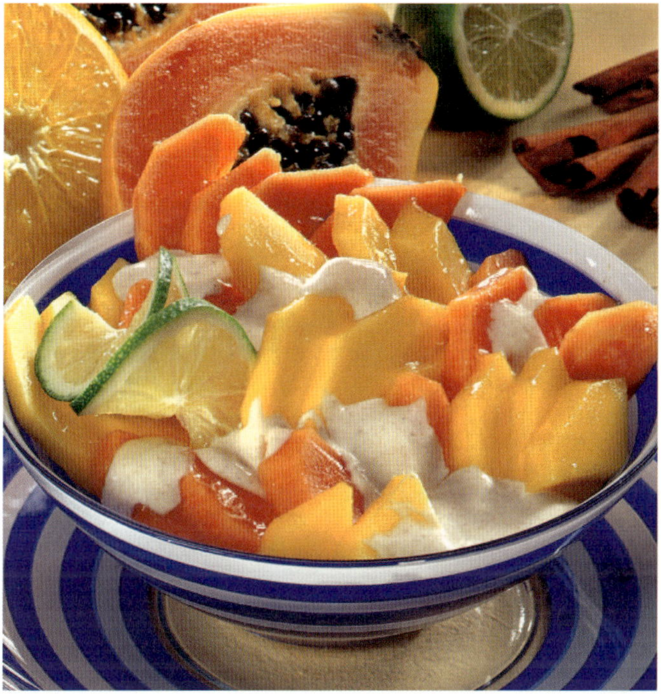

Zutaten:
2 Mangos
1 Papaya
1 Orange
1 Mandarine
1 TL Limettensaft
100 g saure Sahne
1 Prise Zimt
1 TL Honig

Zubereitungszeit: 15 Min.

EW	Fett	KH	kcal/kJ
2 g	11 g	16 g	170/714

■ Mangos schälen. Fruchtfleisch in Spalten vom Stein und in feine Schnitze schneiden. Papaya ebenfalls schälen, halbieren und Kerne mit einem Löffel entfernen. Papaya in feine Spalten schneiden.

■ Orange und Mandarine halbieren, auspressen. Orangen-, Mandarinen- und Limettensaft verrühren. Mangos und Papaya mit dem Saft vermischen. Saure Sahne, Zimt und Honig vermischen. Fruchtsalat portionsweise damit anrichten.

Pitahaya mit Portweincreme

■ Mascarpone mit Traubensaft und Portwein glatt rühren, mit Grenadinesirup süßen. Weintrauben in ein Sieb geben, waschen, gut abtropfen lassen. Halbieren, Kerne entfernen und Früchte mit der Portweincreme vermischen. Bis zum Servieren kalt stellen.

■ Pitahaya schälen und in Scheiben schneiden. Mit Zitronensaft beträufeln und auf Teller verteilen. Die Portweincreme dazu servieren.

Zubereitungszeit: 15 Min.

EW	Fett	KH	kcal/kJ
5 g	13 g	17 g	214/899

Zutaten:
250 g Mascarpone
5 EL roter Traubensaft
2 EL Portwein
2 TL Grenadinesirup
200 g rote Weintrauben
1 Pitahaya
2 TL Zitronensaft

Litschiauflauf mit Sekteis

Zutaten:
125 g Sahne
175 ml Sekt
5 EL Zucker
1/2 TL Zitronensaft
2 Eier
1 Eigelb
2 EL Speisestärke
3 EL Mehl
1/2 TL Backpulver
1 Dose Litschis (565 g)
Puderzucker zum Bestäuben
einige Minzeblättchen und Cocktailkirschen zum Garnieren

Zubereitungszeit: 25 Min.

EW	Fett	KH	kcal/kJ
7 g	9 g	54 g	361/1507

■ Für das Eis Sahne, 1/8 l Sekt, 2 EL Zucker und Zitronensaft in einem Topf aufkochen lassen, vom Herd nehmen.

■ 1 Ei trennen. Eigelb und restliches Ei unter die Sektmasse rühren. Topf in eine Schüssel mit eiskaltem Wasser und Eiswürfeln stellen und unter Rühren erkalten lassen.

■ Die Eismasse durch ein Sieb streichen und in ca. 6 Stunden gefrieren lassen. Dabei ca. alle 30 Minuten durchrühren, damit das Eis geschmeidig bleibt.

■ Eiweiß mit restlichem Sekt und restlichem Zucker steif schlagen. Eigelb, Speisestärke, Mehl und Backpulver nacheinander unterziehen.

■ Litschis in ein Sieb abgießen, abtropfen lassen und auf 4 backofengeeignete Teller oder in feuerfeste Schalen verteilen. Vorbereiteten Teig darübergeben. Im vorgeheizten Ofen bei 150 Grad ca. 5 Minuten überbacken. Mit Puderzucker bestäuben und mit Minze und Cocktailkirschen garnieren. Sekteis auf die Teller verteilen und sofort servieren.

Tipp
Eine ebenso leckere und erfrischende Variante dieses Rezepts kann mit Melone zubereitet werden. Fruchtfleisch aus einer großen Galiamelone mit einem Kugelausstecher herauslösen und wie im Rezept beschrieben überbacken.

Zimteis mit Feigen

Zutaten:
3 Eigelb
90 g Zucker
1/8 l Milch
2 Zimtstangen
1 EL Amaretto
1/4 TL Zimtpulver
125 g Sahne
300 ml trockener Rotwein
1 TL Speisestärke
6 Feigen
Zimtpulver und Zimtstangen zum Garnieren

■ Eigelb mit 50 g Zucker schaumig schlagen. Milch erhitzen, 1 Zimtstange zufügen und ca. 10 Minuten ziehen lassen. Amaretto und Zimtpulver zufügen. Zimtstange entfernen. Zimtmilch unter die Eiercreme rühren und abkühlen lassen, Sahne zufügen.

■ Die Masse ca. 25 Minuten in einer Eismaschine oder ca. 6 Stunden im Tiefkühlfach gefrieren lassen, dabei gelegentlich durchrühren. Restlichen Zucker in einem Topf karamellisieren lassen, Rotwein und restliche Zimtstange zufügen und das Ganze einreduzieren.

■ Stärke mit etwas kaltem Wasser verrühren und Sauce damit binden. Die Feigen waschen, trockentupfen und vierteln. Feigen mit Rotweinsauce und Zimteis auf Tellern anrichten. Mit Zimtpulver bestreuen und mit Zimtstangen garniert servieren.

Zubereitungszeit: 20 Min.

EW	Fett	KH	kcal/kJ
5 g	16 g	32 g	337/1411

Bananen-Kokos-Auflauf

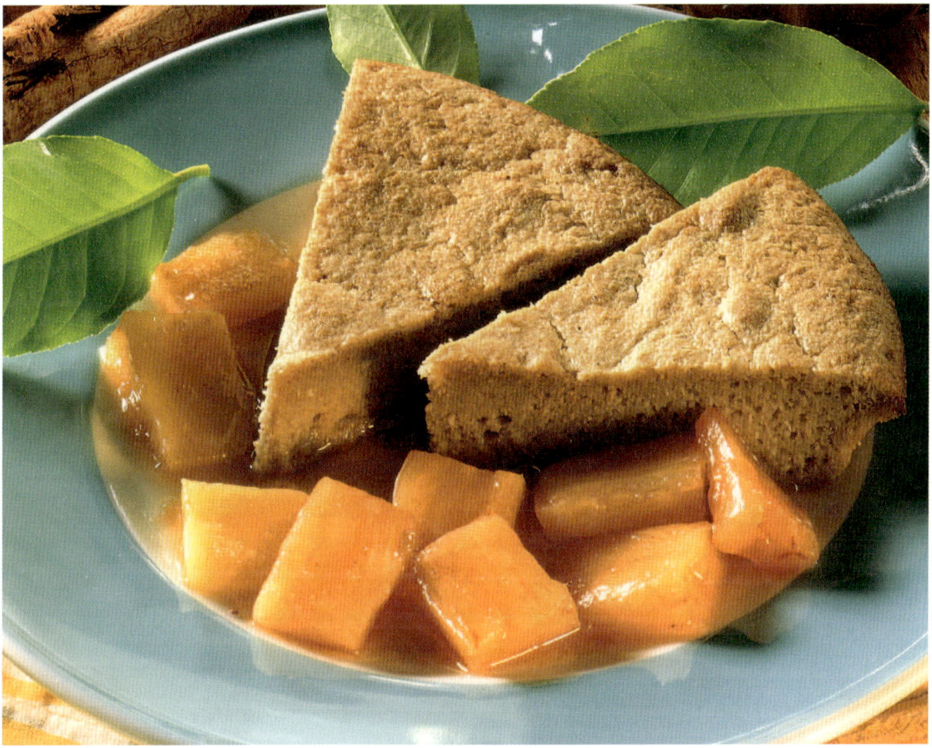

■ Für den Auflauf Bananen schälen, in Stücke schneiden und mit Kokosraspeln, Milch, Grieß, Zitronenschale und -saft, Vanillinzucker, 1 EL Zucker, 1 EL Rum, Eigelb und 1/4 TL Zimt im Mixer fein pürieren. Das Eiweiß sehr steif schlagen und unter den Bananen-Kokos-Teig heben.

■ Eine flache Auflaufform mit Butter ausstreichen, Teig darin glatt streichen und im vorgeheizten Ofen bei 200 Grad 30 Minuten backen.

■ Ananas abtropfen lassen, in Stücke schneiden und in einem kleinen Topf mit Orangensaft, restlichem Zucker und Zimt zum Kochen bringen. Im geöffneten Topf 10 Minuten köcheln lassen, dabei soll der Orangensaft sirupartig einkochen. Heiße Ananas mit restlichem Rum und Johannisbeergelee vermischen. Mit Bananen-Kokos-Auflauf servieren.

Zubereitungszeit: 20 Min.

EW	Fett	KH	kcal/kJ
10 g	12 g	42 g	342/1436

Zutaten:
2 Bananen, 3 EL Kokosraspel, 150 ml Milch
100 g feiner Vollkorngrieß, abgeriebene Schale von 1 Zitrone (unbehandelt)
1 EL Zitronensaft
1 Päckchen Vanillinzucker, 3 EL brauner Zucker, 3 EL Rum
2 Eier, 3/4 TL Zimt
1/2 EL Butter
300 g Ananas (Dose)
Saft von 2 Orangen
2 EL Johannisbeergelee

Exoticbecher

Zutaten:
250 g Sahne
4 Maracujas
Zucker
1 Schälchen Physalis (ca. 20 Stück)
1 Nektarine
1 Kiwi
3 EL Orangenlikör
4 TL Kokosraspel, geröstet

Zubereitungszeit: 15 Min.

EW	Fett	KH	kcal/kJ
3 g	28 g	24 g	381/1600

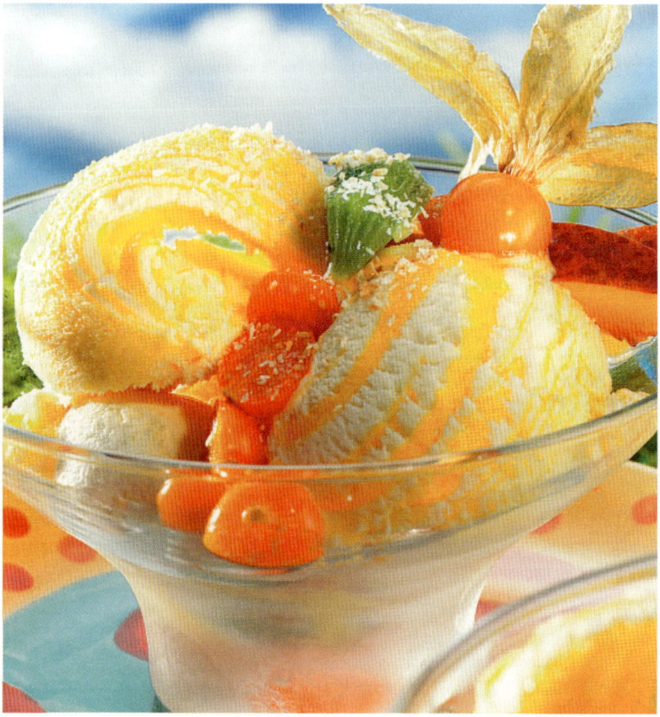

■ Sahne steif schlagen. Maracujas halbieren, Saft auspressen und unter die Sahne mengen. Evtl. mit Zucker abschmecken. Masse im Eisfach einige Stunden gefrieren lassen.
■ 4 Physalis zur Seite legen, restliche von den Blättern befreien, waschen und halbieren. Nektarine waschen, Stein entfernen und Fruchtfleisch in Spalten schneiden. Kiwi schälen und klein schneiden. Vorbereitete Früchte ca. 30 Minuten in Orangenlikör marinieren.
■ Jeweils 3 Kugeln Eis in Dessertschalen geben und marinierte Früchte darüber verteilen. Mit Kokosraspeln und restlichen Physalis servieren.

Süßes Couscous mit Blutorangen

Zutaten:
100 g Couscous
1 EL Walnussöl
3 Birnen
100 ml Weißwein
2 EL Sanddornsaft
2 EL Limettensaft

■ Couscous nach Packungsanweisung in Wasser ausquellen lassen, Walnussöl untermischen und abkühlen lassen.
■ Birnen waschen, schälen, vierteln, Kerngehäuse entfernen und Fruchtfleisch in Spalten schneiden. Birnenspalten mit Wein, Sanddorn- und Limettensaft sowie Piment und Honig ca. 5 Minuten dünsten.
■ Blutorangen schälen, Filets herauslösen, zu den Birnen geben, kurz mitdünsten und

Süßes Couscous mit Blutorangen (Fortsetzung)

abkühlen lassen. Mandelblättchen in einer Pfanne ohne Fett goldgelb rösten.

■ Früchte aus dem Sud nehmen und abtropfen lassen. Couscous mit der Hälfte der Früchte und 1 EL Sud vermischen. Mit den restlichen Früchten und Mandeln anrichten und mit Pfefferminze garniert servieren.

Zubereitungszeit: 20 Min.

EW	Fett	KH	kcal/kJ
6 g	9 g	51 g	331/1387

Pimentkörner
2 EL Honig
4 Blutorangen
4 EL Mandelblättchen
frische Pfefferminze

Feigensorbet

Zutaten:
200 g Zucker
150 ml Weißwein
100 ml Portwein
1 Vanilleschote
4 reife Feigen
2 Eiweiß

■ 100 g Zucker mit Weißwein und Portwein verrühren. In einem Topf bei großer Hitze 5 Minuten zu Sirup einkochen und beiseite stellen.

■ Vanilleschote aufschlitzen, Mark herauskratzen und in den Sirup geben. Das Ganze umrühren und abkühlen lassen.

■ Feigen halbieren, Fruchtfleisch herauslösen und mit dem Sirup pürieren. Fruchtpüree 30 Minuten in den Gefrierschrank stellen. Eiweiß mit restlichem Zucker steif schlagen und unter die halb gefrorene Masse ziehen. Wieder tiefkühlen, bis das Sorbet durchgefroren ist. Dabei gelegentlich mit einem Schneebesen aufschlagen, damit die Masse nicht zu fest wird.

■ Mit einem Eisportionierer Kugeln ausstechen und auf Desserttellern anrichten.

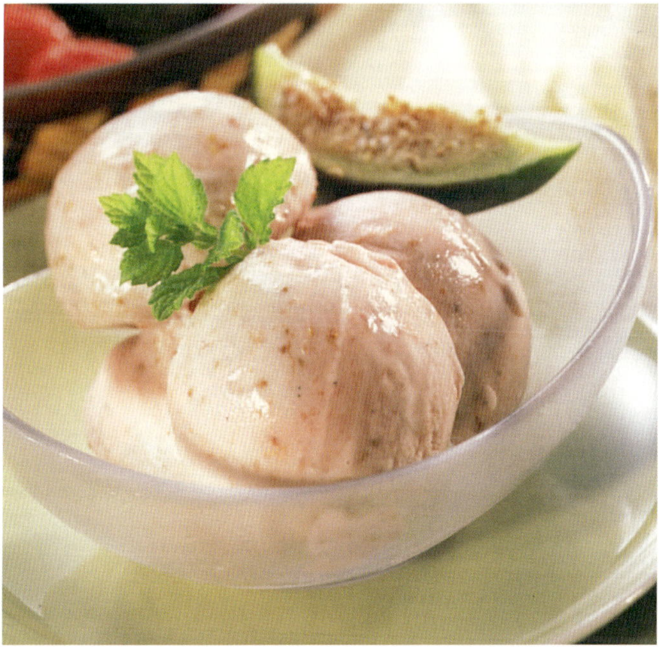

Zubereitungszeit: 20 Min.

EW	Fett	KH	kcal/kJ
9 g	21 g	87 g	620/2600

Maracujagratin

Zutaten:
4 Feigen
2 cl Cassislikör
1 Päckchen Vanille-Puddingpulver
1/2 l Maracujasaft
120 g Zucker
2 Eier
150 g Crème fraîche

Zubereitungszeit: 30 Min.

EW	Fett	KH	kcal/kJ
8 g	19 g	54 g	445/1869

- Feigen waschen, in Spalten schneiden, in eine Schüssel geben, mit Cassislikör beträufeln und marinieren. Puddingpulver mit 4 EL Saft und 40 g Zucker anrühren. Restlichen Saft in einem Topf aufkochen, Puddingmischung einrühren, das Ganze aufkochen und etwas abkühlen lassen.
- Eier trennen, Eigelb und die Crème fraîche vermengen und unter die Puddingmasse rühren. Eiweiß mit restlichem Zucker steif schlagen.
- Pudding auf 4 Portionsformen verteilen. Mit Feigenspalten belegen, Baisermasse als Haube daraufgeben und das Maracujagratin im vorgeheizten Backofen bei 180 Grad hellbraun überbacken.

Tipp
Der Cassislikör kann durch einen beliebigen anderen Fruchtlikör ersetzt werden. Er sollte jedoch nicht zu süß sein, ansonsten die Menge des Zuckers etwas reduzieren.

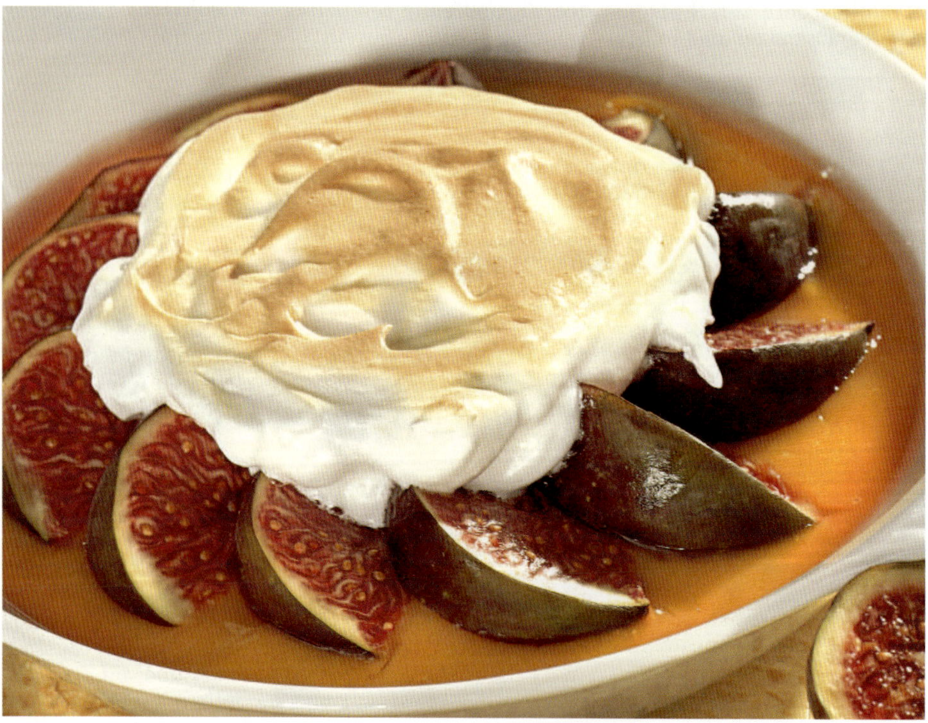

Fruchtiger Schichtbecher

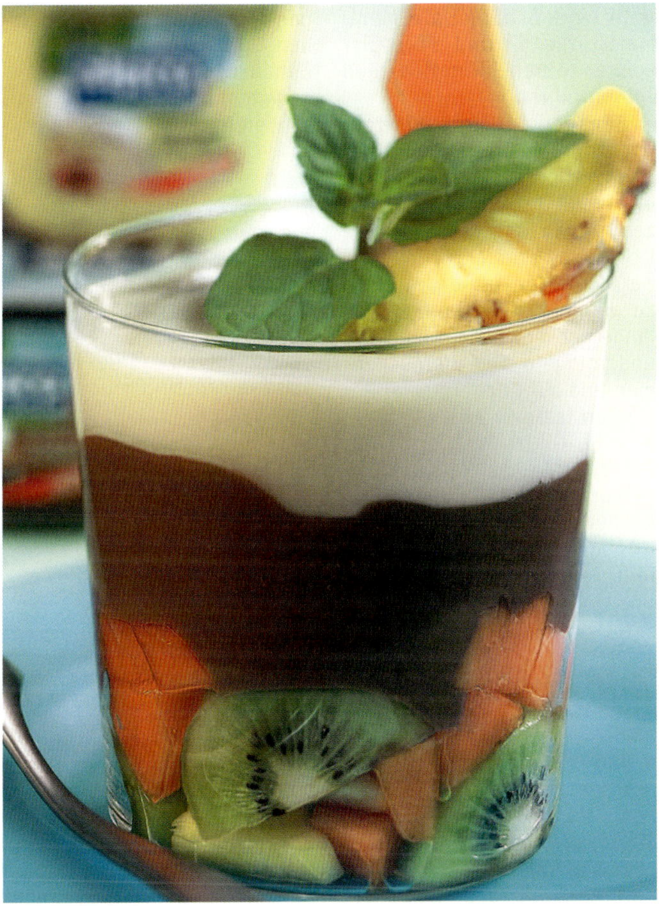

Zutaten:
1/2 kleine Ananas
2 Kiwis, 1 Papaya
1 Limette (unbehandelt)
2 TL brauner Zucker
375 g Sojadessert Vanille (z. B. von Alpro soja), 375 g Sojadessert Schoko

Zubereitungszeit: 15 Min.

EW	Fett	KH	kcal/kJ
6 g	4 g	40 g	224/939

Tipp
Lactoseunverträglichkeit, d. h. die Unverträglichkeit von Milchzucker, ist heutzutage weit verbreitet. Umso wichtiger ist es da, dass man auf gesunde und leckere Alternativen wie z. B. Sojamilch oder Sojajogurt zurückgreifen kann. Zudem wird die Sojamilch, die für die Herstellung des Desserts verwendet wird, nicht sauer, wenn sie z. B. mit Kiwis in Berührung kommt. Dies passiert jedoch, wenn man Kuhmilchprodukte verwendet.

- Ananas schälen, längs halbieren, harten Strunk entfernen und Fruchtfleisch in kleine Stücke schneiden. Kiwis schälen, ebenfalls längs halbieren und dann in Scheiben schneiden. Papaya schälen, halbieren und die Kerne mit einem Löffel herauskratzen. Fruchtfleisch würfeln.
- Limette heiß waschen, trockentupfen, die Schale abreiben und den Saft auspressen. Limettenschale und -saft sowie Zucker über die Früchte geben und vorsichtig unterheben. Einige Minuten durchziehen lassen.
- Marinierte Früchte, Vanille- und Schokodessert abwechselnd in Gläser schichten.

Gebackene Bananen im Teig

Zutaten:
5 EL Mehl
4 EL Maisstärke
1 Ei
4–5 Bananen
Mehl zum Bestäuben
Öl zum Braten
1 EL Öl
6 EL Zucker

Zubereitungszeit: 30 Min.

EW	Fett	KH	kcal/kJ
6 g	13 g	93 g	517/2171

- In einer Schüssel aus Mehl, Maisstärke, Ei und 5 EL Eiswasser einen dünnflüssigen Teig anrühren.
- Bananen schälen, vierteln und mit Mehl bestäuben.
- Reichlich Öl in einem Wok erhitzen. Bananenstücke einzeln in den Teig tauchen, portionsweise vorsichtig ins heiße Öl gleiten lassen, ab und zu wenden. Die Bananen so lange backen, bis sie knusprig und goldgelb sind. Herausnehmen und auf Küchenpapier abtropfen lassen.
- 1 EL Öl im Wok erhitzen, Zucker und 2 EL Wasser dazugeben, bei schwacher Hitze köcheln lassen, bis ein dickflüssiger Sirup entsteht. Hitze reduzieren, gebackene Bananenstücke auf einmal dazugeben, gut vermischen, bis die Bananen mit dem Sirup überzogen sind und sofort heiß servieren.

Tipp
Weniger aufwändig ist es, die Banane zu schälen, der Länge nach zu halbieren und nur in ein wenig Butter anzubraten. Anschließend mit flüssigem Honig beträufeln. Dazu schmeckt Vanille- oder Kokoseis sehr gut.

Marzipancreme mit Kumquats

Zutaten:
1/2 Vanilleschote
200 g Marzipanrohmasse
1/4 l Milch
3 EL Zucker
3 Blatt Gelatine
4 cl Orangenlikör
100 g Sahne
150 g Kumquats
4 cl trockener Sherry
2 EL Pistazien, gehackt

Zubereitungszeit: 30 Min.

- Vanilleschote längs halbieren und Mark mit einem spitzen Messer herauskratzen. Marzipan mit Milch, 2 EL Zucker und Vanillemark in einen kleinen Topf geben, aufkochen, mit einem Schneidstab pürieren und abkühlen lassen.
- Gelatine nach Packungsanweisung einweichen, ausdrücken, bei schwacher Hitze in einem Topf auflösen und mit Orangenlikör vorsichtig unter die Marzipancreme ziehen. Etwas abkühlen lassen.
- Sahne steif schlagen, ebenfalls unterheben und Creme in eine flache Schüssel umfüllen. Marzipancreme über Nacht in den Kühlschrank stellen.
- Kumquats heiß waschen, in Scheiben schneiden, mit restlichem Zucker und Sherry verrühren und über Nacht marinieren. Aus der Creme mit Löffeln Nocken abstechen, mit Kumquats auf Tellern anrichten und mit gehackten Pistazien bestreut servieren.

EW	Fett	KH	kcal/kJ
11 g	28 g	46 g	508/2124

Exotensalat

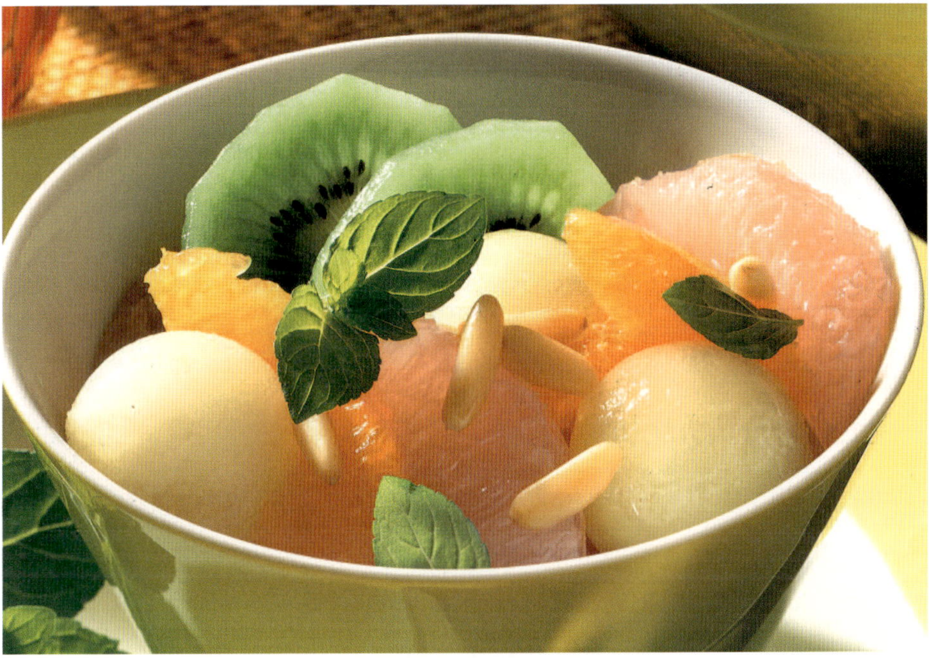

- Grapefruit und Orangen so dick schälen, dass die weiße Haut unter der Schale mit entfernt wird. Filets mit einem scharfen Messer aus den inneren Häuten lösen, den Saft dabei auffangen. Zitrusfruchtfilets in eine große Schüssel geben.
- Kiwis schälen, in Scheiben schneiden und unter die Zitrusfrüchte mischen.
- Honigmelone halbieren, entkernen und mit einem Kugelausstecher Bällchen aus dem Fruchtfleisch stechen. Zu den anderen Früchten geben.
- Zucker mit 7 EL Wasser sirupartig einkochen und erkalten lassen. Rum und Orangensaft hinzufügen, über die Früchte gießen und mindestens 1 Stunde ziehen lassen.
- Pinienkerne grob hacken. Salat mit Minzeblättern sowie Pinienkernen bestreuen und servieren.

Tipp
Dazu schmeckt Jogurtsauce oder Schlagsahne, die mit etwas Rum und Honig aromatisiert wird. Anstelle der Honigmelone kann auch eine reife Mango verwendet werden.

Zutaten:
1 rosa Grapefruit
2 Orangen
2 Kiwis
1 Honigmelone
5 EL Zucker
2 EL weißer Rum
Saft von 1 Orange
2 EL Pinienkerne
frische Minzeblätter

Zubereitungszeit: 25 Min.

EW	Fett	KH	kcal/kJ
3 g	2 g	37 g	200/840

Kokoswaffeln mit Papayakompott

Zutaten:
125 g Margarine
150 g Mehl, 175 g Zucker
1 Päckchen Vanillinzucker
2 Eier, 175 ml Milch
125 g Kokosraspel
1 Mango, 1 Papaya
Saft von 1 Limette

EW	Fett	KH	kcal/kJ
8 g	33 g	65 g	590/2459

■ Margarine schmelzen und abkühlen lassen. Mehl, 125 g Zucker und Vanillinzucker miteinander vermischen. Eier schaumig aufschlagen und mit der Mehlmischung verrühren. Margarine unter den Teig rühren, bis er geschmeidig ist. Ca. 30 Minuten kalt stellen.

■ Waffeleisen vorheizen. Milch und Kokosraspeln unter den Teig rühren, portionsweise in das Waffeleisen geben und 3 Minuten ausbacken.

■ Mango schälen, das Fruchtfleisch in Spalten vom Stein schneiden und evtl. in dünne Scheiben schneiden. Papaya halbieren, Kerne herauskratzen und Fruchtfleisch in dünne Scheiben schneiden. Limettensaft, restlichen Zucker, Papaya- und Mangoscheiben zusammen aufkochen und ca. 5 Minuten einkochen. Waffeln mit Kompott servieren.

Zubereitungszeit: 20 Min.

Geeister Früchteberg

Zutaten für 6 Personen:
1 Sternfrucht
4 Kumquats
6 Physalis
225 g rote Trauben
225 g große Erdbeeren
1 Apfel
2 große Orangen
1/2 Wassermelone
8 Litschis, geschält, entkernt
einige Limettenspalten
Puderzucker

■ Sternfrucht, Kumquats, Physalis, Trauben und Erdbeeren waschen und trockentupfen.

■ Sternfrucht in Scheiben schneiden, Kumquats halbieren. Apfel und Orangen schälen, Fruchtfleisch in mundgerechte Stücke schneiden. Melonenfleisch mit einem Kugelausstecher herauslösen.

■ Alle Früchte kühl stellen. Eine große flache Schüssel im Gefrierfach vorkühlen. 30–40 Eiswürfel zerstoßen, in die Schüssel geben und sofort mit Früchten belegen und mit Limettenspalten garnieren.

■ Mit Puderzucker bestäubt servieren.

Zubereitungszeit: 20 Min.

EW	Fett	KH	kcal/kJ
2 g	1 g	27 g	122/511

Mango mit Orangenkaramell

Zutaten:
1 Mango
2 Orangen
4 EL Zucker
50 g Orangeat, fein gehackt

Zubereitungszeit: 15 Min.

■ Mango dünn schälen, dabei den austretenden Saft auffangen. Das Fruchtfleisch in Spalten vom Stein lösen und auf 4 Teller verteilen.

■ Orangen auspressen. Zucker in einer Pfanne unter ständigem Rühren erhitzen, bis er hellbraun ist, dann mit Mango- und Orangensaft ablöschen, Orangeat zufügen.

■ Alles unter Rühren so lange kochen, bis der Saft sirupartig dick ist, dann über den Mangospalten verteilen.

EW	Fett	KH	kcal/kJ
5 g	0 g	128 g	140/585

Kuchen & Gebäck

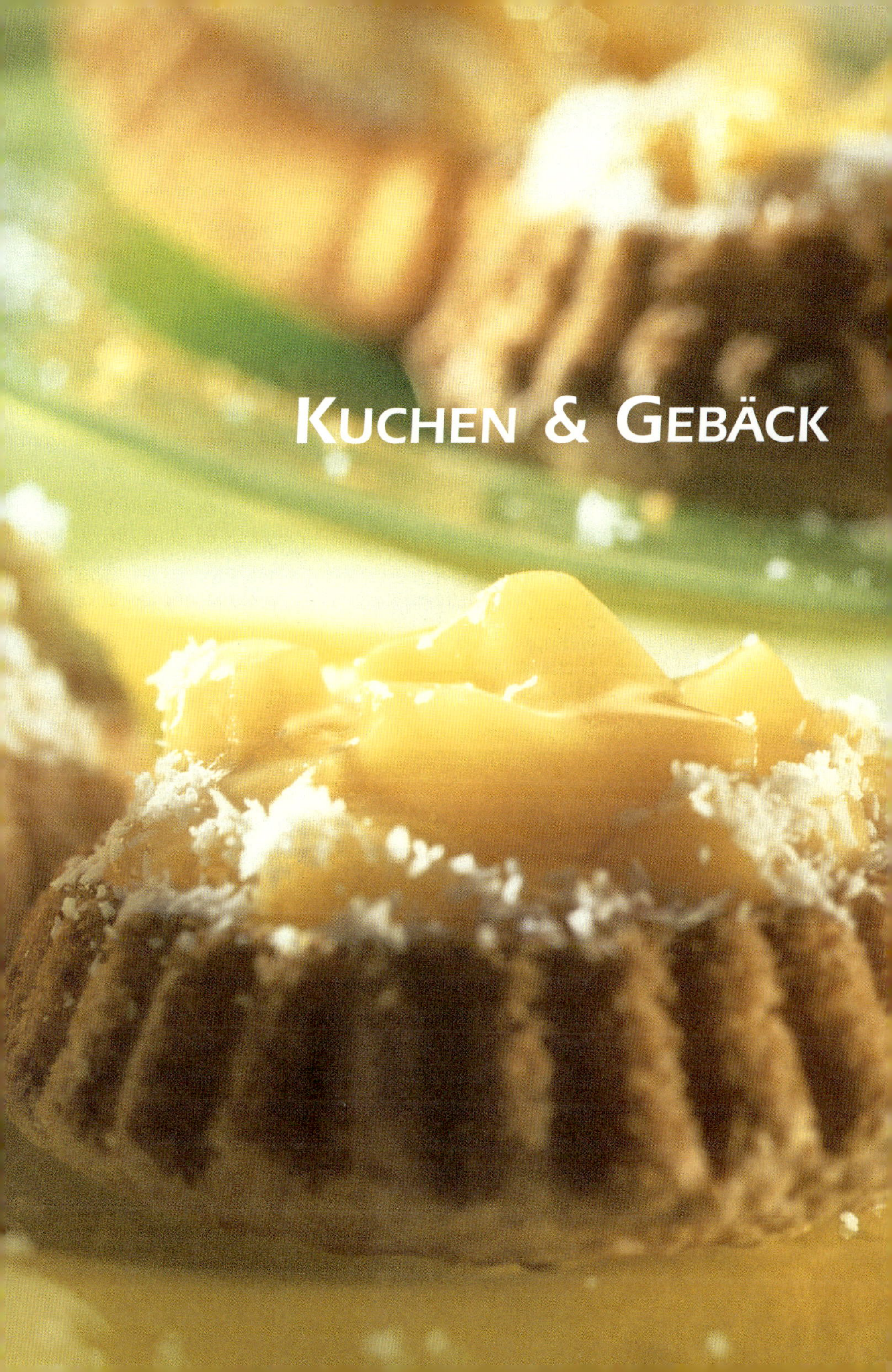

Mango-Kokos-Törtchen (Abb. S. 71)

Zutaten:
30 g Kokospaste
2 Eier
80 g Puderzucker
60 g Mehl
40 g Speisestärke
1 TL Backpulver
1 Prise Salz
Butter und Mehl für die Förmchen
9 EL Kokosraspel
2 Mangos
1 Päckchen klarer Tortenguss
evtl. Mangosaft

EW	Fett	KH	kcal/kJ
4 g	15 g	33 g	279/11722

■ Kokospaste in einem kleinen Topf schmelzen lassen. Eier trennen. Eigelb mit Puderzucker cremig schlagen und abgekühlte Kokospaste unterrühren. Mehl und Speisestärke sieben und mit Backpulver mischen. Eiweiß mit Salz steif schlagen.

■ 6 Torteletttförmchen (ca. 10 cm Durchmesser) ausfetten, mit Mehl bestäuben und mit 5 EL Kokosraspeln ausstreuen. Backofen auf 200 Grad vorheizen.

■ Mehlmischung mit Eischnee unter die Eigelbmasse heben und auf die Torteletttförmchen verteilen. Kuchen auf der mittleren Schiene ca. 15 Minuten backen.

■ Mangos schälen, Fruchtfleisch vom Stein lösen und in Würfel schneiden, Saft dabei auffangen. Kokosböden etwas abkühlen lassen, mit einem spitzen Messer aus den Förmchen lösen und vollständig auskühlen lassen.

■ Böden mit den Mangostücken belegen. Tortenguss in 1/4 l Mangosaft einrühren und einmal aufkochen. Mangosaft evtl. mit gekauftem Saft auffüllen. Guss ca. 1 Minute stehen lassen und Mangostücke damit überziehen. Törtchen mit den restlichen Kokosraspeln locker bestreuen.

■ Ergibt 6 Stück.

Zubereitungszeit: 35 Min.

Tropicanakranz

Zutaten:
450 g Butter
240 g Zucker
1 Päckchen Vanillinzucker
abgeriebene Schale von 1 Orange (unbehandelt)
6 Eier
300 g Mehl
100 g Speisestärke
2 geh. TL Backpulver
Fett für die Form
1 Päckchen Vanille-Puddingpulver
375 ml Milch
1/8 l Orangenlikör
1 halbes Glas Multivitamin-Fruchtaufstrich

■ Backofen auf 180 Grad vorheizen. Für den Teig je 200 g Butter und Zucker, Vanillinzucker und die Hälfte der Orangenschale mit dem Handrührgerät schaumig rühren. Nach und nach die Eier dazugeben. Mehl, Stärke und Backpulver mischen, sieben und vorsichtig unter die Masse heben.

■ Eine Gugelhupfform ausfetten, Teig einfüllen, in den Ofen geben und ca. 50 Minuten backen. Kuchen herausnehmen, aus der Form lösen, auf ein Kuchengitter stürzen und auskühlen lassen. Zweimal waagerecht durchschneiden.

■ Für die Creme Puddingpulver mit etwas Milch, restlichem Zucker und restlicher Orangenschale glatt rühren. Restliche Milch mit Orangenlikör in einem Topf aufkochen, Pudding einrühren und einmal kurz aufkochen lassen. Vom Herd nehmen und abkühlen lassen, dabei gelegentlich umrühren, damit sich auf der Puddingoberfläche keine Haut bildet. Restliche Butter einige Minuten schaumig schlagen, abgekühlten Pudding löffelweise unterrühren.

■ Schnittflächen vom Boden jeweils erst mit einer dünnen

Tropicanakranz (Fortsetzung)

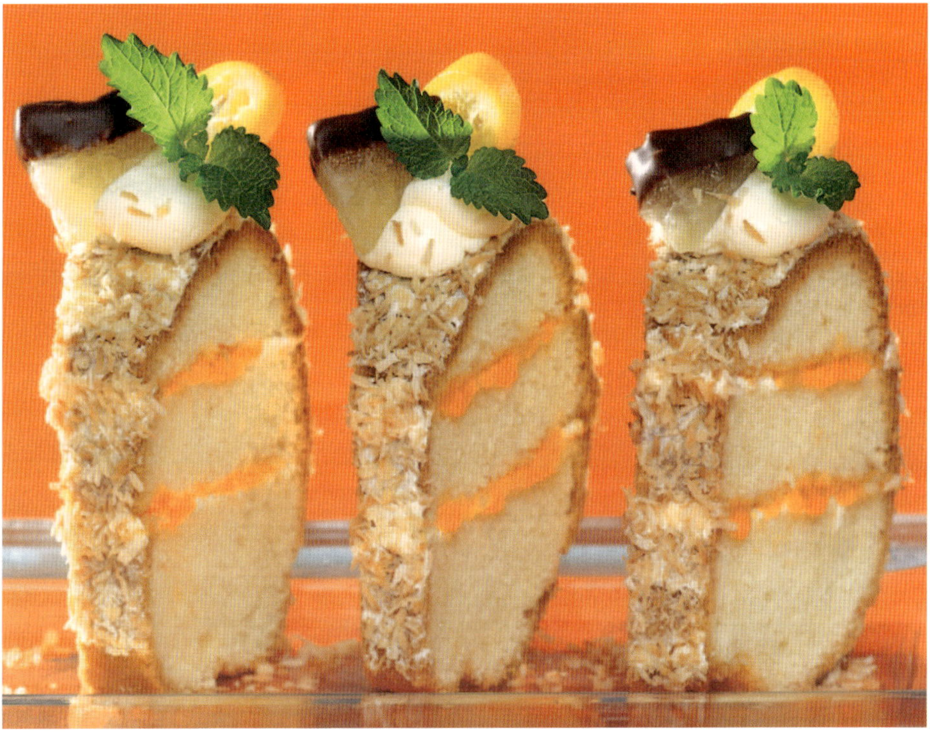

Schicht Buttercreme, dann mit Fruchtaufstrich bestreichen. Die Böden übereinander setzen und außen sorgfältig mit Buttercreme umhüllen. Restliche Buttercreme in einen Spritzbeutel mit Sterntülle geben und kalt stellen.

- Kuvertüre nach Packungsanweisung im heißen Wasserbad schmelzen und alle Ananasstücke mit der Spitze hineintauchen. Auf Backpapier trocknen lassen und bis zur Weiterverarbeitung zur Seite stellen.
- Kokoschips in einer Pfanne ohne Fett rösten, Kuchen damit bestreuen. Buttercreme in kleinen Tupfen auf dem Kuchen verteilen, mit je 1 Stück Ananas verzieren. Kumquats und Minze waschen, Kumquats in Scheiben schneiden und Kuchen mit beidem garnieren.
- Ergibt 12–16 Stücke.

Zubereitungszeit: 60 Min.

EW	Fett	KH	kcal/kJ
6 g	30 g	56 g	528/2213

20 g Zartbitterkuvertüre
12 Stücke kandierte Ananas
75 g Kokoschips
Kumquats
Minzeblätter

Melonentorte

Zutaten:
Für den Biskuitboden:
2 Eigelb
1/2 Päckchen Vanillinzucker
90 g Zucker
75 g Weizenmehl
50 g Speisestärke
1 1/2 gestr. TL Backpulver
2 Eiweiß
Für die Füllung:
1,1 kg Zuckermelone
4 1/2 EL Zitronensaft
1 EL Johannisbeerlikör
75 g Zucker
10 Blatt weiße Gelatine
500 g Crème fraîche

Zubereitungszeit: 30 Min.

EW	Fett	KH	kcal/kJ
8 g	10 g	22 g	216/907

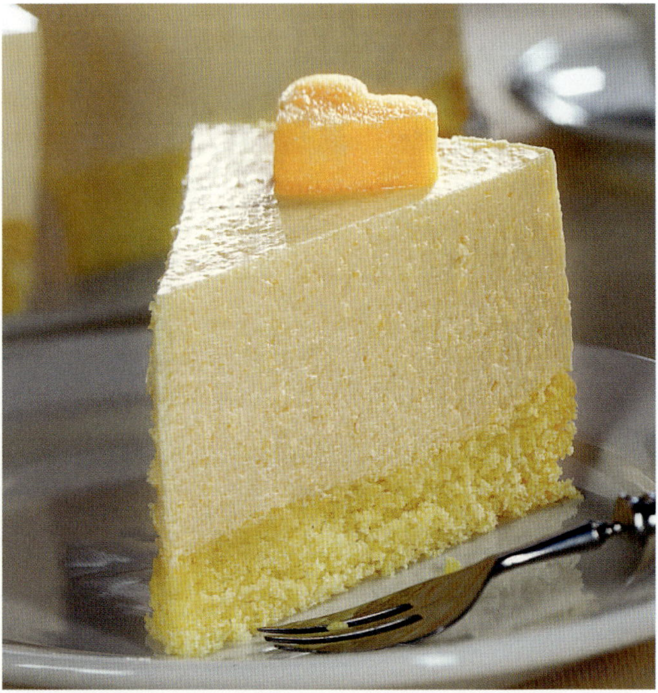

■ Für den Biskuitboden Eigelb mit 2 EL heißem Wasser schaumig aufschlagen. Vanillinzucker und Zucker hinzufügen. Mehl, Stärke und Backpulver vermischen, nach und nach in die Eimasse sieben und unterrühren. Eiweiß steif schlagen und unterheben.

■ Backofen auf 180 Grad vorheizen. Die Springform mit Backpapier auslegen, Teig einfüllen und ca. 20 Minuten backen. Herausnehmen, aus der Form lösen und auf ein Kuchengitter stürzen. Abkühlen lassen.

■ Biskuit auf eine Platte legen, Tortenring darumsetzen.

■ Melone halbieren, von den Kernen befreien und schälen. Vom Fruchtfleisch 2 Scheiben abschneiden (ca. 2 cm dick) und daraus mit Ausstechförmchen 12 kleine Motive (z. B. Herzchen) ausstechen. Mit 1/2 EL Zitronensaft und Likör marinieren. Restliches Fruchtfleisch pürieren. Restlichen Zitronensaft und Zucker unterrühren.

■ Gelatine in kaltem Wasser einweichen, ausdrücken und in wenig Wasser bei schwacher Hitze auflösen. 4 EL Melonenpüree unter die Gelatine rühren. Gelatinemischung unter das restliche Fruchtpüree heben und 15 Minuten kühlen.

■ Crème fraîche aufschlagen und unter das gelierende Fruchtpüree ziehen. Auf den Tortenboden geben und glatt streichen. Anschließend 2 Stunden kalt stellen.

■ Torte mit ausgestochenen Melonenherzchen garnieren.

■ Ergibt 16 Stücke.

Kokoskuchen

- Butter mit Zucker, Vanillinzucker, Zitronenschale und Salz schaumig rühren. Eier einzeln dazugeben, dann nacheinander Kokoslikör, Sahne und Zitronensaft unterrühren. Mehl mit Backpulver und 100 g Kokosraspeln mischen, nach und nach zugeben und vermengen.
- Eine rechteckige Backform mit Backpulver ausstreuen, Teig hineingeben und Oberfläche glatt streichen. Im vorgeheizten Backofen bei 180 Grad 30–40 Minuten backen, bis der Teig goldbraun ist.
- Kuchen in der Form 10 Minuten ruhen lassen, auf ein Kuchengitter stürzen und Backpapier vorsichtig abziehen. Sofort mit der Konfitüre bestreichen. Wenn der Kuchen lauwarm ist, restliche Kokosraspeln darüberstreuen und in Stücke schneiden.
- Ergibt 10 Stücke.

Zubereitungszeit: 20 Min.

EW	Fett	KH	kcal/kJ
7 g	38 g	47 g	560/2352

Zutaten:
200 g weiche Butter
100 g Zucker
1 Päckchen Vanillinzucker
1 TL abgeriebene Zitronenschale (unbehandelt)
1 Prise Salz
3 Eier
4 EL Kokoslikör
100 g Sahne
1 EL Zitronensaft
300 g Mehl
1 TL Backpulver
250 g Kokosraspel
150 g Ananaskonfitüre

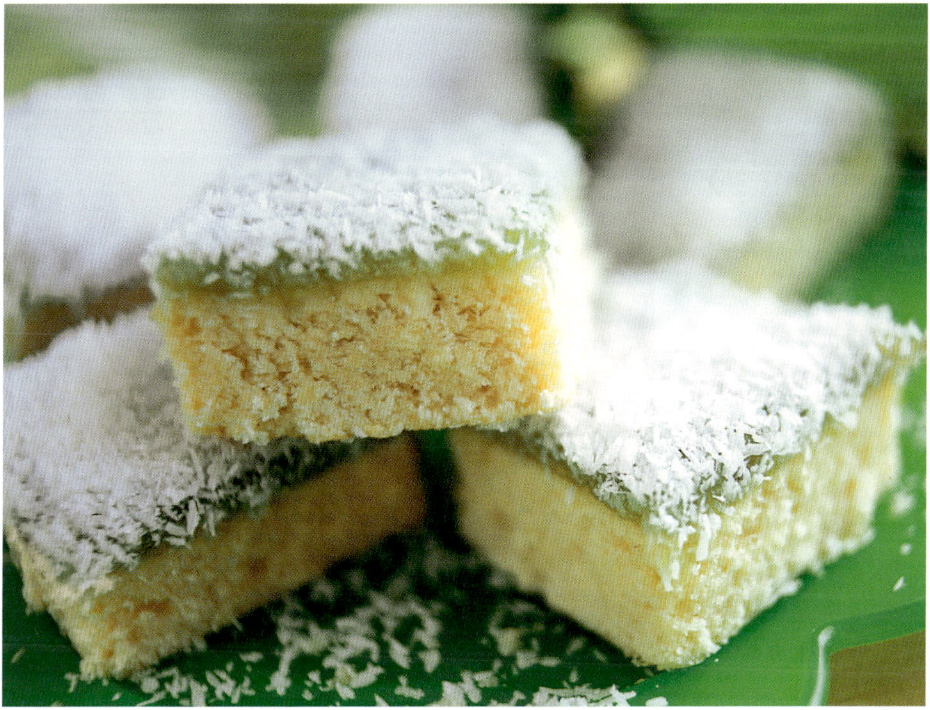

Kokosmuffins mit Physalis

Zutaten:
500 g Physalis
Fett und Mehl für das Blech
150 g Butter
130 g Zucker
2 Päckchen Bourbon-Vanillezucker
1 Beutel Citroback (z. B. von Schwartau)
1 Prise Salz
2 Eier
150 g Mehl
1 TL Backpulver
100 g Kokosraspel
75 ml Milch
300 g weiße Kuvertüre

■ Hüllen von ca. 300 g Physalis entfernen, Früchte waschen und halbieren. Ein Muffinblech einfetten und mit Mehl bestäuben.

■ Butter mit Zucker, Vanillezucker, Citroback und Salz schaumig rühren. Eier nacheinander unterrühren. Weiterrühren, bis sich der Zucker aufgelöst hat. Mehl, Backpulver und Kokosraspeln mischen und kurz mit der Milch unterrühren.

■ Teig in die Formen füllen und halbierte Physalis in den Teig drücken. Im auf 175 Grad vorgeheizten Backofen ca. 25 Minuten backen. 5 Minuten in der Form ruhen lassen und anschließend Gebäck vorsichtig herauslösen. Auf einem Kuchengitter abkühlen lassen.

■ 50 g weiße Kuvertüre fein hobeln. Restliche Kuvertüre in Stücke schneiden und nach Packungsanweisung im Wasserbad schmelzen. Hüllen der restlichen Physalis vorsichtig öffnen und nach hinten biegen. Anschließend waschen, abtrocknen, halb in Kuvertüre tauchen und auf einem Kuchengitter fest werden lassen. Muffins ebenfalls halb in die Kuvertüre tauchen und zum Trocknen auf Backpapier stellen. Muffins mit Physalis und gehobelter Kuvertüre garnieren. Sofort servieren.

Zubereitungszeit: 40 Min.

EW	Fett	KH	kcal/kJ
5 g	25 g	44 g	424/1781

Tipp
160 g frische Kokosraspel entsprechen ungefähr 50 g abgepackten, getrockneten: Dabei enthält dieselbe Menge Kokosraspel doppelt so viel Fett wie die frisch geraspelte Frucht.

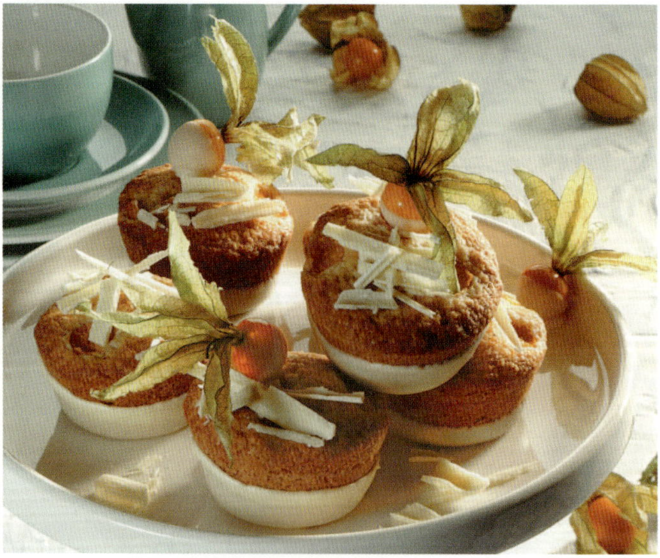

Mangotorte

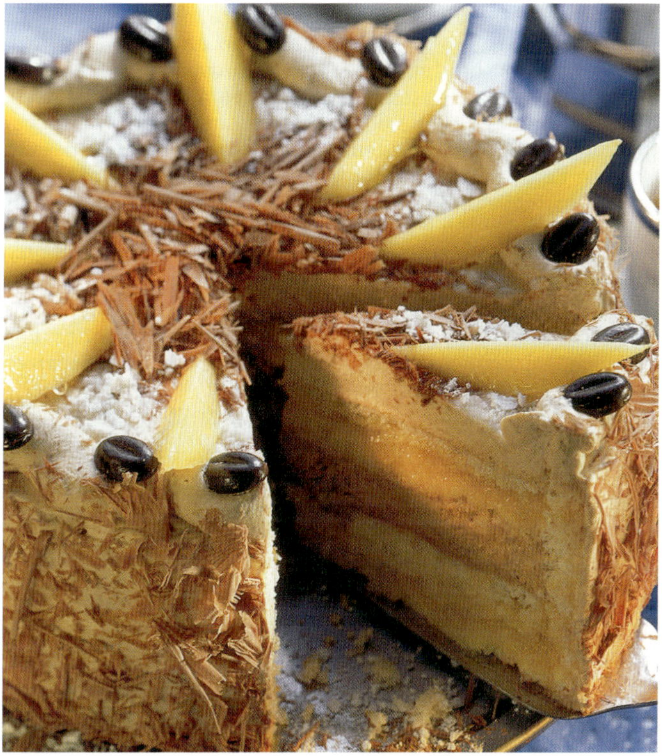

Zutaten:
5 Eigelb
300 g Zucker
1 Päckchen Vanillinzucker
5 Eiweiß
120 g Weizenmehl (z. B. von Aurora)
125 g Speisestärke
2 TL Backpulver
Fett für die Form
2 frische Mangos
200 ml Mangosirup
2 EL Orangenlikör
450 g Sahne
4 Blatt weiße Gelatine
2 EL Espressopulver
2 EL Kaffeelikör
Aprikosenkonfitüre
Schokobohnen und -späne zum Verzieren

Zubereitungszeit: 60 Min.

EW	Fett	KH	kcal/kJ
13 g	23 g	96 g	652/2738

- Eigelb mit 4 EL heißem Wasser, 200 g Zucker und Vanillinzucker schaumig rühren. Eiweiß steif schlagen. Mehl mit 100 g Stärke sowie Backpulver mischen und mit Eiweiß unter die Eigelbmasse heben.
- Biskuitteig in eine gefettete Springform (20 cm Durchmesser) füllen und im vorgeheizten Backofen bei 170 Grad 18–20 Minuten backen. Boden auskühlen lassen.
- Mangos schälen, das Fruchtfleisch in Spalten vom Stein schneiden und die Hälfte würfeln. Restliche Mangospalten für die Verzierung beiseite stellen. Gewürfeltes Fruchtfleisch mit 50 g Zucker und Mangosirup weich kochen. Restliche Stärke mit Orangenlikör anrühren, zum Fruchtfleisch geben und 3 Minuten unter ständigem Rühren köcheln lassen.
- Sahne mit restlichem Zucker steif schlagen. Gelatine einweichen. Espressopulver in heißem Kaffeelikör auflösen, ausgedrückte Gelatine zugeben und abgekühltes Espres-

Tipp
Die Mango lässt sich besser schälen, wenn das Messer gegen die Faser geführt wird, d. h. von der schmaleren Unterseite zum Stielansatz hin. Dies gilt auch für das Ablösen des Fruchtfleisches vom Stein.

Mangotorte (Fortsetzung)

> ***Tipp***
> *Wichtig beim Herstellen des Biskuitteigs ist, dass Eier und Zucker zu einer dicklichen, fast weißen Schaummasse geschlagen werden. Mit dem Eischnee entsteht eine luftige Teigmasse, die im Ofen auf ein Dreifaches ihres Volumens aufgeht.*

sogemisch unter die Schlagsahne ziehen.

■ Einen 1 cm breiten Ring vom Biskuitboden abschneiden und Inneres waagerecht in 4 gleich dicke Böden teilen. Unteren Boden mit einem Tortenring umschließen, mit Konfitüre bestreichen und 1/3 der Mangomasse darauf verteilen, zweiten Boden daraufsetzen und mit 1/4 der Espressosahne bestreichen. Dritten Boden daraufgeben, restliche Mangomasse gleichmäßig darauf verteilen und mit dem vierten Boden abschließen. 1/4 der Espressosahne daraufstreichen und Kuchen im Gefrierfach kurz anfrosten.

■ Kuchen aus der Form lösen. Kuchenrand mit restlicher Espressosahne einhüllen, evtl. mit einem Spritzbeutel am äußeren Deckelrand einen Kreis aus Espressosahne ziehen. Im Kühlschrank ca. 2 Stunden fest werden lassen.

■ Kurz vor dem Servieren die Torte mit Schokobohnen und -spänen sowie Mangospalten verzieren.

■ Ergibt ca. 8 Stücke.

Maracuja-Frischkäse-Torte

Zutaten:
3 Eier
300 g Zucker
1 Päckchen Vanillinzucker
100 g Mehl
100 g Speisestärke
3 TL Backpulver
1 Päckchen Gelatine, gemahlen
1 Päckchen Vanille-Puddingpulver
1/2 l Maracujasaft
200 g Frischkäse
200 g Quark
500 g Sahne
1 Päckchen heller Tortenguss

■ Backofen auf 175 Grad vorheizen. Eier und 3 EL heißes Wasser dickschaumig aufschlagen. Die Hälfte des Zuckers und Vanillinzucker einrieseln lassen, dabei weiterschlagen. Mehl, Stärke und Backpulver mischen und die Hälfte unter die Ei-Zucker-Masse rühren. Dann den Rest unterheben. Teig in eine mit Backpapier ausgelegte Springform füllen und 20 Minuten backen.

■ Gelatine einweichen. Puddingpulver mit der Hälfte des Safts anrühren und Gelatine dazugeben. Frischkäse, Quark und restlichen Zucker mit dem Pudding vermischen. Sahne steif schlagen und unter die Quarkmischung heben.

■ Einen Tortenring um den Biskuitboden legen, die Quark-Sahne-Masse darauf verteilen und abgedeckt im Kühlschrank erstarren lassen. Restlichen Maracujasaft und Tortenguss glatt rühren. Unter leichtem Rühren zum Kochen bringen und 1/2 Minute kochen lassen.

■ Tortenguss ca. 3 Minuten abkühlen lassen, löffelweise über die Quarkmasse geben. Tortenring entfernen und die Torte nach Belieben mit frischem Obst garnieren.

■ Ergibt 14 Stücke.

Zubereitungszeit: 50 Min.

EW	Fett	KH	kcal/kJ
9 g	17 g	44 g	374/1571

Zitronenrolle

■ Backofen auf 200 Grad vorheizen. Butter schmelzen und abkühlen lassen. Eier trennen. Eiweiß mit 30 g Zucker, Vanillinzucker und 1 Prise Salz steif schlagen. Eigelb mit 30 g Zucker dickschaumig aufschlagen. Butter unterrühren, Eischnee daraufgeben. Mehl, Stärke und Backpulver mischen und über die Ei-Butter-Masse sieben. Alles vorsichtig unter die Creme ziehen.

■ Die Hälfte eines Backblechs mit Backpapier auslegen. Teig gleichmäßig daraufstreichen und 10–12 Minuten backen. Ein sauberes Küchentuch mit Zucker bestreuen, Biskuitboden mit Papier nach oben daraufstürzen und Papier schnell, aber vorsichtig abziehen. Tuch mit dem Biskuit locker aufrollen und so erkalten lassen.

■ Gelatine einweichen. Restlichen Zucker, Zitronenschale und -saft sowie 2 EL Wasser aufkochen, vom Herd nehmen. Gelatine ausdrücken, im Zitronenwasser auflösen und kalt stellen. Sahne steif schlagen. Zitronenmischung darunterheben.

■ Biskuit auslegen, mit Sahne bestreichen und wieder zusammenrollen. Ca. 2 Stunden in den Kühlschrank stellen. Vor dem Servieren mit Puderzucker bestäuben.

■ Ergibt 8 Stücke.

Zutaten:
20 g Butter
2 Eier, 90 g Zucker
1/2 Päckchen Vanillinzucker, Salz
50 g Weizenmehl
50 g Speisestärke
1/2 TL Backpulver
1 TL Zucker für das Tuch
2 Blatt weiße Gelatine
1/2 TL abgeriebene Zitronenschale (unbehandelt)
3 EL Zitronensaft
100 g Sahne
Puderzucker

Zubereitungszeit: 45 Min.

EW	Fett	KH	kcal/kJ
4 g	8 g	25 g	190/800

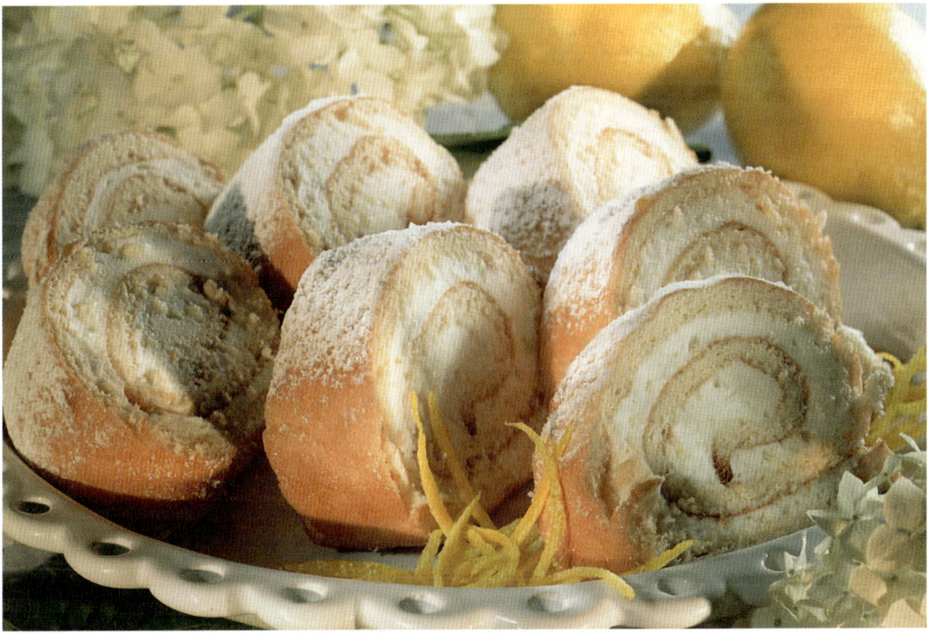

Limettenkuchen mit Frischkäse

Zutaten:
4 Limetten (unbehandelt), 250 g Mehl
1 Eigelb, 1 Prise Salz
130 g Puderzucker
100 g kalte Butter
5 EL Orangenlikör
Mehl für die Arbeitsfläche, Fett für die Form
Hülsenfrüchte zum Blindbacken
5 Blatt weiße Gelatine
500 g Frischkäse
80 g Zucker
2 Päckchen Vanillinzucker, 300 g Sahne
100 ml lieblicher Weißwein
1/2 Päckchen klarer Tortenguss
Limettenzesten, gezuckert, zum Garnieren

Zubereitungszeit: 40 Min.

EW	Fett	KH	kcal/kJ
11 g	29 g	42 g	496/2083

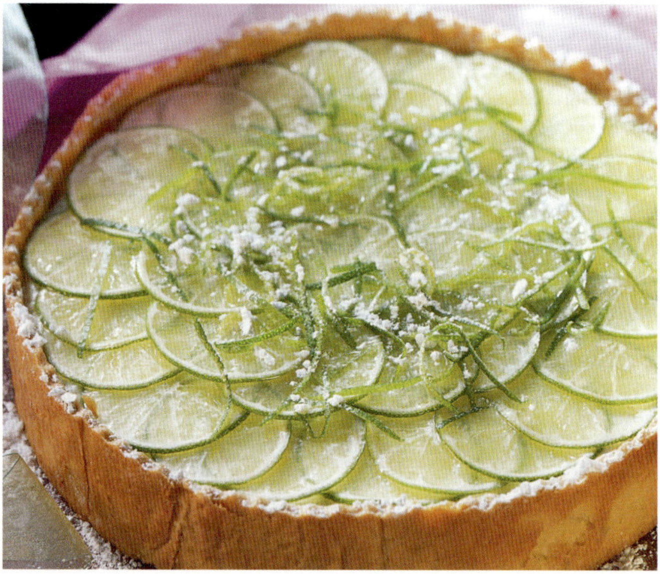

■ 1 Limette waschen, abtrocknen, Schale abreiben und Saft auspressen. Beides mit Mehl, Eigelb, Salz, 80 g Puderzucker und Butter in Flöckchen zu einem Teig verkneten und kühl stellen.

■ Restliche Limetten waschen, abtrocknen. 2 Limetten in hauchdünne Scheiben schneiden, in eine Pfanne geben, restlichen Puderzucker darüberstäuben und das Ganze karamellisieren lassen. Mit 2 EL Likör ablöschen, zudecken und ziehen lassen.

■ Teig auf der bemehlten Arbeitsfläche dünn ausrollen, in eine gefettete Springform geben und einen ca. 4 cm hohen Rand formen. Teig im vorgeheizten Backofen bei 200 Grad ca. 15 Minuten blind backen.

■ Hülsenfrüchte und Papier entfernen, Teig in weiteren 15 Minuten goldbraun backen und auskühlen lassen.

■ Gelatine einweichen. Restliche Limette halbieren, auspressen und Saft mit Frischkäse, 60 g Zucker sowie Vanillinzucker verrühren.

■ Restlichen Orangenlikör erhitzen, Gelatine darin auflösen und unter die Frischkäsecreme rühren. Sahne steif schlagen und unterheben.

■ Frischkäsecreme auf dem Teigboden verteilen, kühl stellen und in ca. 20 Minuten fest werden lassen.

■ Limettenscheiben abtropfen lassen, dabei die Marinade auffangen. Limetten auf der Creme verteilen, Marinade mit Wein, Tortenguss und restlichem Zucker verrühren und aufkochen. Guss über die Limettenscheiben verteilen.

■ Kuchen ca. 1 Stunde kühl stellen und mit gezuckerten Limettenzesten garnieren.

■ Ergibt ca. 12 Stücke.

Bananen-Kokos-Kuchen

■ Tortenmehl, Butter und Eier in eine Rührschüssel geben und mit dem Handrührgerät ca. 1 Minute schaumig schlagen. Bananen schälen, mit einer Gabel zerdrücken und mit Rum sowie den restlichen Zutaten unter die Ei-Butter-Mischung mengen.

■ Backofen auf 180 Grad vorheizen. Eine Kastenform (ca. 30 cm) mit Butter fetten und mit Mehl bestäuben. Teig in die Form füllen, glatt streichen und im Backofen auf zweiter Schiene von unten 55–60 Minuten backen.

■ Kuchen aus dem Ofen nehmen, 10 Minuten abkühlen lassen und aus der Form lösen. Auf ein Kuchengitter stürzen und auskühlen lassen.

■ Für die Glasur Kuvertüre grob hacken und nach Packungsanweisung im Wasserbad schmelzen. Kokoschips in einer Pfanne ohne Fett leicht rösten. Kuchen mit der Glasur gleichmäßig überziehen und mit Kokoschips bestreuen. Glasur trocknen lassen.

■ Ergibt 15 Stücke.

Zutaten:
400 g Torten-Mehl (z. B. von Aurora)
200 g Butter
4 Eier
500 g reife Bananen
2 EL weißer Rum
100 g Mandeln, gemahlen
100 g Kokosraspel
Butter und Mehl für die Form
200 g weiße Kuvertüre
4 EL Kokoschips

Zubereitungszeit: 20 Min.

EW	Fett	KH	kcal/kJ
8 g	27 g	35 g	415/1743

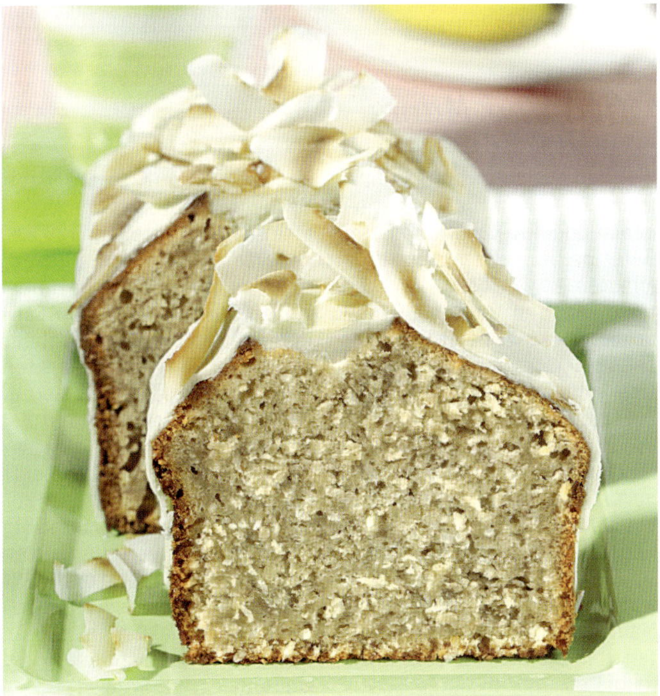

Tipp
Torten-Mehl ist eine Mehlmischung, die speziell für die einfache Zubereitung von Kuchen und Torten entwickelt wurde. Damit gelingt garantiert jeder Kuchen.

Karibikschnitten

Zutaten:
Fett für das Blech
250 g weiche Butter
200 g Zucker
5 Päckchen Vanillinzucker, 1 Prise Salz
7 Eier, 500 g Mehl
1 Päckchen Backpulver
100 ml Milch
200 g Kokosraspel
150 ml Ananassaft
150 ml Kokoslikör
3–4 Ananasscheiben
800 g Sahne
3–4 EL Puderzucker
24 Cocktailkirschen
Kokoschips und Melisse zum Garnieren

Zubereitungszeit: 35 Min.

■ Ein tiefes Backblech einfetten. Butter, Zucker, 1 Päckchen Vanillinzucker und Salz cremig rühren. Eier einzeln unterrühren. Mehl und Backpulver vermischen, nach und nach dazusieben und immer wieder Milch angießen, sodass ein geschmeidiger Teig entsteht. Kokosraspel unterheben.

■ Backofen auf 175 Grad vorheizen. Teig auf dem Blech verteilen und ca. 20 Minuten backen. Ananassaft und Likör verrühren. Kuchen aus dem Ofen nehmen, mit einer Gabel mehrmals einstechen und noch heiß mit Likörmischung tränken. Beiseite stellen und auskühlen lassen.

■ Ananasscheiben in ca. 24 Stücke schneiden. Sahne in 2 Portionen teilen und jeweils mit 2 Päckchen Vanillinzucker steif schlagen. Schlagsahne gleichmäßig auf dem Kuchen verstreichen und evtl. mit einem Messer Rauten hineinritzen. Kuchen mit Puderzucker bestäuben, Kirschen und Ananasstücke darauf verteilen, mit Kokoschips bestreuen und zum Schluss mit Melisse garnieren.

■ Ergibt ca. 24 Stücke.

EW	Fett	KH	kcal/kJ
6 g	27 g	30 g	400/1680

Jogurttorte mit Kiwi und Mango

Zutaten:
1 Biskuitboden (Fertigprodukt)
6 EL weißer Rum
12 Blatt Gelatine
1 kg Jogurt, 80 g Zucker
1 reife Mango, 3 Kiwis
250 g Sahne
1 Päckchen Tortenguss
Mangosaft

Zubereitungszeit: 40 Min.

EW	Fett	KH	kcal/kJ
5 g	9 g	27 g	232/974

■ Biskuitboden in eine Springform (22–24 cm Durchmesser) geben und mit Rum beträufeln. Gelatine in kaltem Wasser 5 Minuten einweichen.

■ Jogurt und Zucker in eine Schüssel geben. Gelatine in kochendes Wasser legen, bis sie sich vollständig aufgelöst hat. 2 EL Jogurt unter die ausgedrückte Gelantine heben und Mischung in den restlichen Jogurt rühren. Jogurtmasse in die vorbereitete Springform gießen und 2–3 Stunden im Kühlschrank fest werden lassen.

■ Mango und Kiwis schälen. Mangofleisch in schmalen Spalten vom Stein schneiden. Kiwis halbieren und in dünne Scheiben schneiden. Sahne steif schlagen und bis zur Weiterverarbeitung kühl stellen.

■ Torte aus der Form lösen, rundum mit der Sahne überziehen, dabei etwas mehr Sahne für den Rand vorsehen. Rand mithilfe eines gezackten Teigschabers verzieren. Vorbereitetes Obst dekorativ auf der Torte verteilen.

■ Tortenguss mit Mangosaft nach Packungsanweisung zubereiten und gleichmäßig über dem Obst verteilen. Torte bei Zimmertemperatur leicht abkühlen lassen und anschließend für ca. 30 Minuten in den Kühlschrank stellen.

■ Ergibt ca. 12 Stücke.

GETRÄNKE

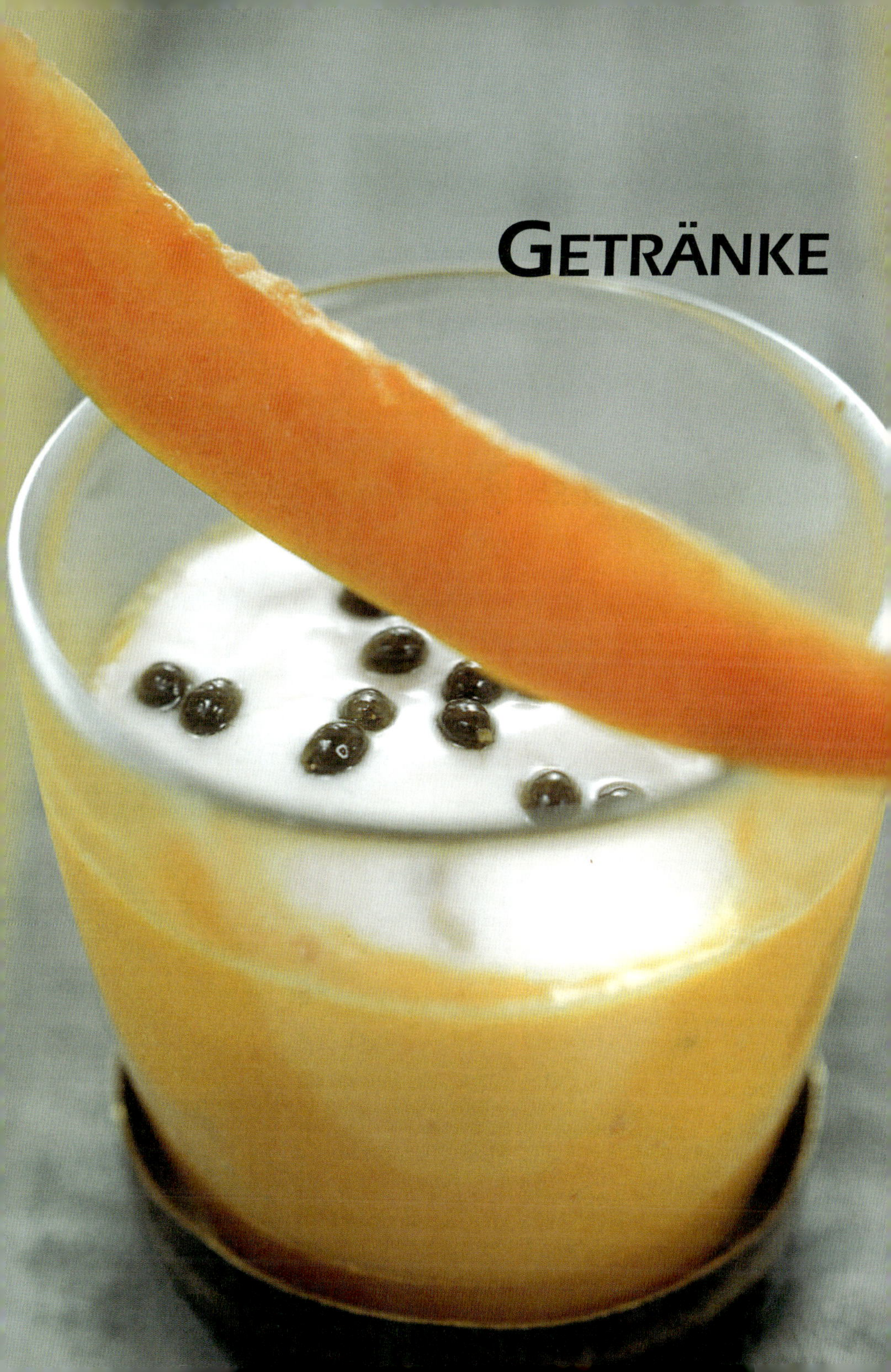

Mango-Papaya-Lassi (Abb. S. 83)

Zutaten:
1 reife Papaya
1 reife Mango
2 EL Zitronensaft
Mark von 1/2 Vanilleschote, 2 TL Honig
375 ml Buttermilch

Zubereitungszeit: 10 Min.

■ Papaya halbieren, Kerne mit einem Löffel herauskratzen, Fruchtfleisch schälen und bis auf 4 Spalten in Würfel schneiden. Mango schälen, Fruchtfleisch in Spalten vom Stein schneiden und würfeln.
■ Mango- und Papayawürfel zusammen mit Zitronensaft, Vanillemark, Honig und Buttermilch im Mixer kräftig pürieren. In Gläser füllen und mit Papayakernen und -spalten garniert servieren.

Alk	Fett	KH	kcal/kJ
0 g	0 g	12 g	74/311

Ananas-Bananen-Shake mit Ingwer

Zutaten:
1 Ananas
2 Bananen
1 Stück frischer Ingwer
4 Orangen (unbehandelt)
2 EL Kokosrahm
2 TL Honig

Zubereitungszeit: 15 Min.

Alk	Fett	KH	kcal/kJ
0 g	14 g	86 g	78/328

■ Von der Ananas Blätter abschneiden, Frucht längs vierteln, Strunk herausschneiden. Fruchtfleisch von der Schale lösen, klein schneiden, anschließend entsaften. Bananen und Ingwer schälen, klein schneiden und mit dem Schneidstab oder im Mixer fein pürieren. Zum Ananassaft geben. Orangen halbieren und auspressen, Schale großzügig in breiten Streifen abnehmen. Saft mit der Ananas-Bananen-Ingwer-Mischung in einen Shaker geben und gut schütteln.
■ Saftmix in hohe Gläser füllen. Mit Kokosrahm und Honig abschmecken. Gläser mit den Orangenschalenstreifen garnieren.
■ Ergibt 2 Drinks.

Tipp
Wer keinen Entsafter besitzt, kann auch auf gekauften Ananassaft zurückgreifen. Achten Sie jedoch darauf, dass Sie »Fruchtsaft« kaufen. Dieser besteht zu 100 % aus Früchten. Fruchtsaftgetränke oder Nektar bestehen nur bis zu 30 bzw. 50 % aus Früchten.

Fitnessmix

Zutaten:
8 Erdbeeren
120 ml Papayavollfruchtsaft (Reformhaus)
100 ml Orangensaft
100 ml Ananassaft
4 Eiswürfel

■ Erdbeeren waschen, putzen, 2 Früchte zur Seite legen. Restliche Erdbeeren im Mixer fein pürieren, Fruchtsäfte zugeben.
■ Saftmix in mit je 2 Eiswürfeln gefüllte Gläser geben, gut verrühren und jeweils mit 1 Erdbeere garnieren.
■ Ergibt 2 Drinks.

Zubereitungszeit: 10 Min.

Alk	Fett	KH	kcal/kJ
0 g	0 g	16 g	78/328

Kiwitraum

- Kiwis schälen und pürieren. Mit den Säften gut mischen.
- Saftmix in Gläser füllen und mit Apfelspalten garnieren. Kühl servieren.
- Ergibt 2 Drinks.

Alk	Fett	KH	kcal/kJ
0 g	1 g	37 g	180/756

Tipp
Apfel, Ananas und Kiwi liefern Vitamin C und Kalium. Damit unterstützt dieser Fruchtmix die Muskeltätigkeit und das Immunsystem.

Zutaten:
200 g Kiwis
200 ml Ananassaft
200 ml Apfelsaft
Apfelspalten zum Garnieren

Zubereitungszeit: 10 Min.

Wassermelonendrink

- Wassermelone zuerst halbieren, dann achteln und weitgehend entkernen. Fruchtfleisch von der Schale lösen und in kleine Stücke schneiden. Im Mixer pürieren oder entsaften. Limetten heiß waschen, 1 1/2 Limetten auspressen, die Schale großzügig in breiten Streifen abschälen. Restliche Limette in Spalten schneiden.
- Wassermelonen- und Limettensaft mit 6 Eiswürfeln in einen Shaker geben, gut schütteln und in Gläser verteilen. Mit Apfelsaft auffüllen. Limettenschalenstreifen in die Gläser geben, mit den Limettenspalten und Minze garnieren. Sofort servieren.
- Ergibt 2 Drinks.

Zutaten:
400 g Wassermelone
2 Limetten (unbehandelt)
6 Eiswürfel
Apfelsaft zum Auffüllen
Minze zum Garnieren

Zubereitungszeit: 15 Min.

Alk	Fett	KH	kcal/kJ
0 g	3 g	21 g	135/567

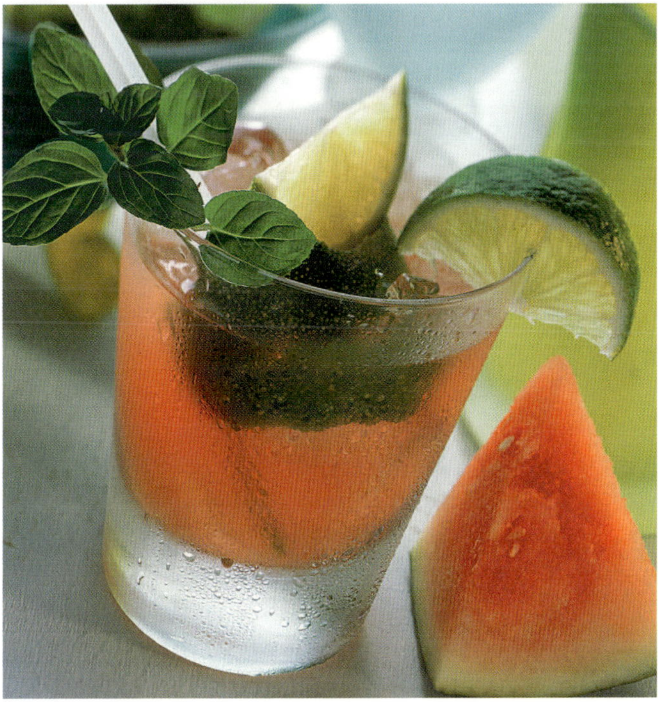

Papaya-Jogurt-Drink

Zutaten:
50 g Zucker
50 g Sesam
1 TL Honig
1 TL Butter
1 große Papaya
400 g Jogurt
1/2 l Maracujasaft oder -nektar
Zucker nach Belieben

Zubereitungszeit: 20 Min.

Alk	Fett	KH	kcal/kJ
0 g	10 g	30 g	245/1029

■ Zucker in einer kleinen beschichteten Pfanne hell karamellisieren. Sesam, Honig und Butter hinzugeben, kurz verrühren. Die Masse auf einem geölten Marmor oder auf Backpapier verstreichen und abkühlen lassen. Sobald der Krokant fest geworden ist, in kleine Stücke brechen.

■ Papaya halbieren und mit einem Löffel Kerne entfernen. Fruchtfleisch aus der Schale lösen, die Hälfte in kleine Würfel schneiden, die andere Hälfte zusammen mit dem Jogurt und dem Maracujasaft im Mixer pürieren. Je nach Geschmack und Reifegrad der Papaya mit Zucker süßen.

■ Jogurtdrink in Gläser füllen, mit Sesamkrokant und Papayawürfeln bestreuen und servieren.

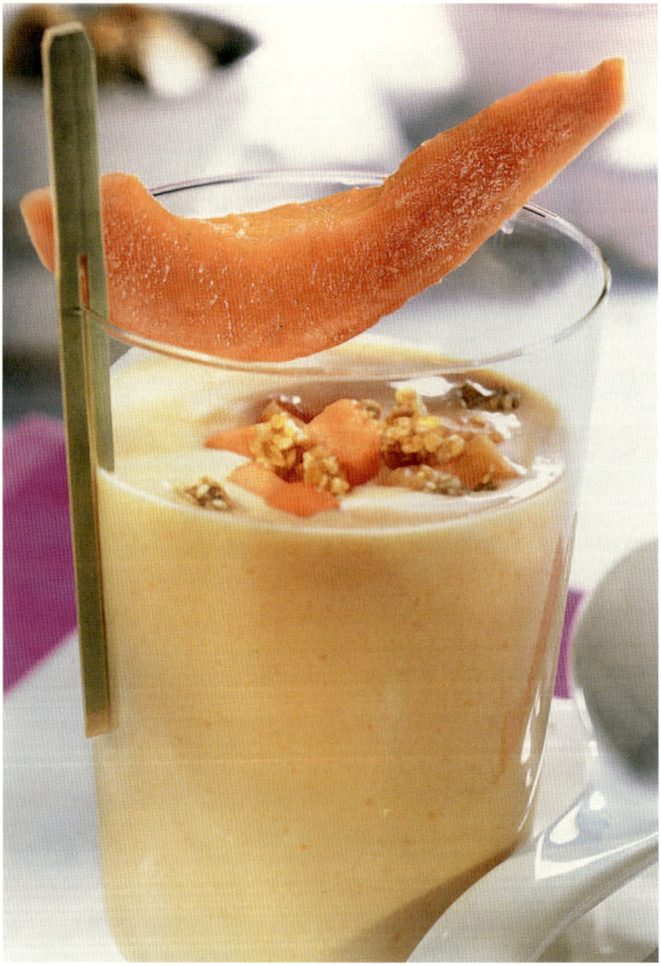

Melonenbowle

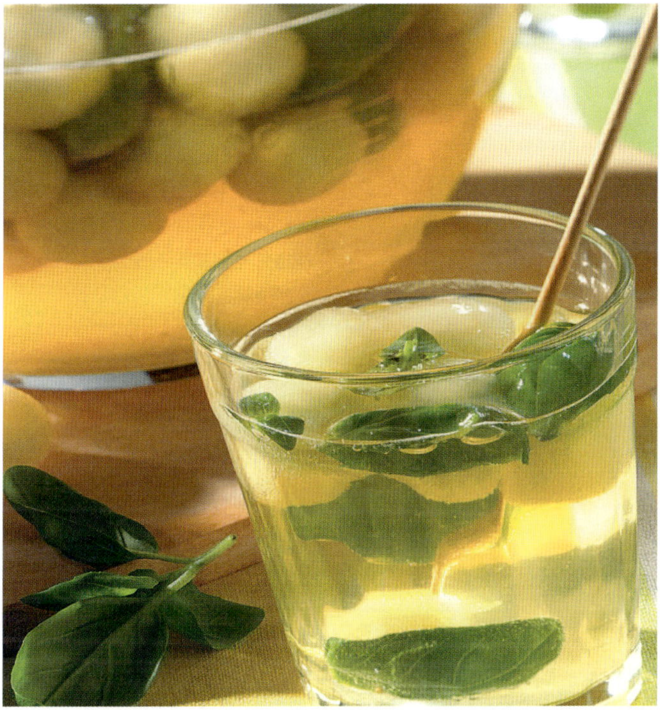

Zutaten:
1 Netzmelone
3 Bd. Basilikum
350 ml Apfelsaft
Saft von 1 Zitrone
1 Flasche trockener Weißwein
60 g Zucker
1 Flasche trockener Sekt

Zubereitungszeit: 15 Min.

Alk	Fett	KH	kcal/kJ
0 g	0 g	13 g	141/592

- Melone halbieren, entkernen und mit einem Kugelausstecher Kugeln aus dem Fruchtfleisch stechen. Basilikum waschen, trockentupfen, 2 Bd. zusammenbinden, Blätter vom restlichen Bund abzupfen. Basilikumbund in ein Bowlengefäß hängen.
- Melonenkugeln mit Apfel- und Zitronensaft, Weißwein sowie Zucker in das Gefäß geben und ca. 1 Stunde ziehen lassen. Basilikum herausnehmen, Sekt angießen, die Basilikumblättchen zufügen und servieren.
- Ergibt 12 Gläser.

Bananen-Pfirsich-Smoothie

- Die Banane schälen, klein schneiden und zusammen mit den zerkleinerten Pfirsichen und dem Grapefruitsaft im Mixer oder mit dem Schneidstab fein pürieren. Mit Zitronensaft abschmecken.
- Fruchtmix in ein Glas füllen, mit Minze garnieren und frisch servieren.
- Ergibt 1 Drink.

Alk	Fett	KH	kcal/kJ
0 g	1 g	62 g	283/1189

Zutaten:
1 Banane
3 halbe Pfirsiche (Dose)
100 ml Grapefruitsaft
1 Spritzer Zitronensaft
Minze zum Garnieren

Zubereitungszeit: 10 Min.

Orangen-Muskat-Mix

Zutaten:
600 ml Orangensaft
400 ml Pfirsichnektar
4 EL Mangosirup
8 Eiswürfel
Muskatnuss, frisch gerieben
Kumquats und Minze zum Garnieren

Zubereitungszeit: 10 Min.

Alk	Fett	KH	kcal/kJ
0 g	1 g	33 g	159/668

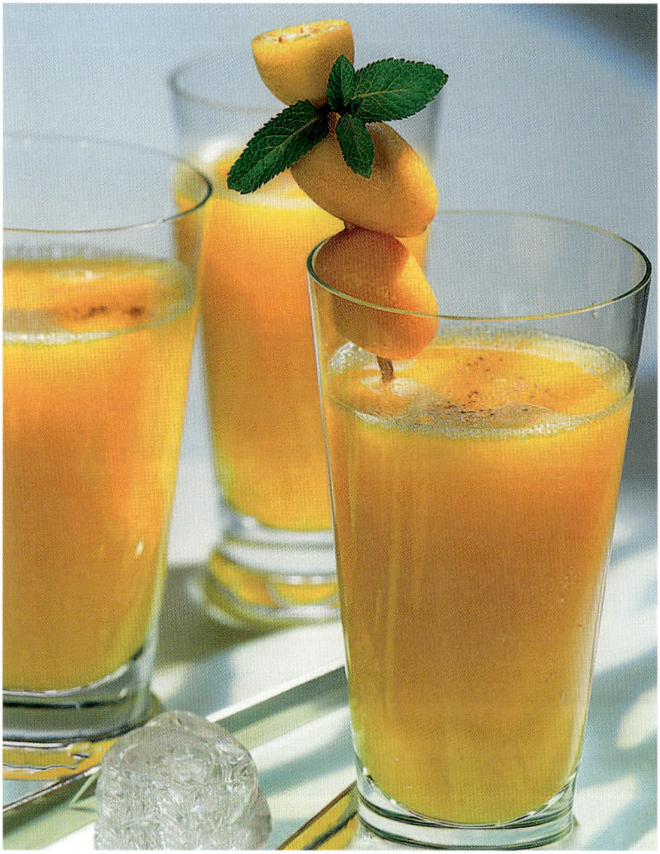

■ Orangensaft, Pfirsichnektar und Mangosirup mit 8 großen Eiswürfeln in den Shaker geben und gut schütteln.
■ Drink auf Gläser verteilen, mit Muskatnuss bestreuen. Kumquats waschen, nach Wunsch halbieren oder in Scheiben schneiden, auf Holzspießchen stecken und in die Drinks geben. Mit Minze garnieren.

Top Spin

Zutaten:
je 50 ml Multivitamin-, Bananen-, Orangen- und Apfelsaft
9–11 Eiswürfel
Apfelschnitze, Bananenscheibe und Kirsche zum Garnieren

■ Multivitamin-, Bananen-, Orangen- und Apfelsaft mit 6–8 Eiswürfeln in einen Shaker geben. Kurz und kräftig schütteln.
■ Drink in ein mit 3 Eiswürfeln gefülltes Longdrinkglas abgießen. Apfelschnitze, Bananenscheibe und Kirsche auf ein Spießchen stecken und in das Glas geben. Sofort servieren.
■ Ergibt 1 Drink.

Zubereitungszeit: 5 Min.

Alk	Fett	KH	kcal/kJ
0 g	0 g	22 g	101/424

Honigmelone-Orangen-Drink

■ Honigmelone vierteln, Kerne mit einem Löffel herauskratzen, Fruchtfleisch von der Schale lösen, in kleine Würfel schneiden und mit 40 ml Grenadinesirup übergießen, sodass sie die rote Farbe etwas annehmen. Honigmelonenwürfel in einem Gefrierbeutel in das Tiefkühlfach legen.
■ Die gefrorenen Fruchtstücke in Gläser geben und jeweils mit 150 ml Orangensaft auffüllen, den verbliebenen Grenadinesirup auf die Gläser verteilen. Zum Garnieren Orangenschalen als Spirale an den Gläsern anbringen.

Alk	Fett	KH	kcal/kJ
0 g	0 g	18 g	91/383

Zutaten:
1 Honigmelone
120 ml Grenadinesirup
600 ml Orangensaft
Orangenschalen (unbehandelt) zum Garnieren

Zubereitungszeit: 15 Min.

Ananas-Kokos-Shake

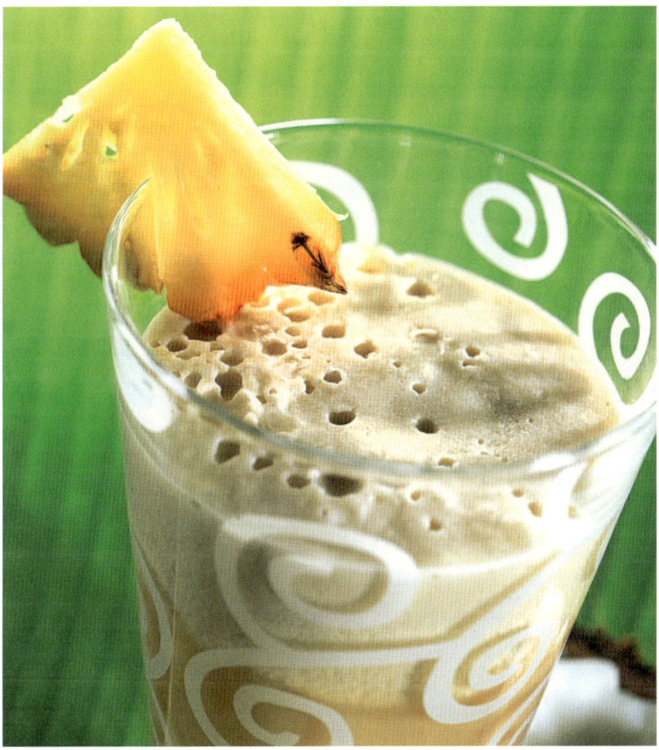

Zutaten:
3 cl brauner Rum
2 cl Amaretto
1 cl Limettensirup
4 cl Kokosrahm
4 cl Ananassaft
Eiswürfel
1/4 Scheibe Ananas

Zubereitungszeit: 5 Min.

Alk	Fett	KH	kcal/kJ
16 g	4 g	22 g	237/995

■ Alle Zutaten mit reichlich Eiswürfeln in einen Shaker geben und kräftig schütteln.
■ Shake in ein Longdrinkglas abseihen. Ananasscheibe einschneiden und auf den Glasrand stecken.
■ Ergibt 1 Drink.

KiPa-Drink

Zutaten:
1 Kiwi
1 Stängel Minze
2 EL Papayavollfruchtsaft (ungesüßt)
Crushed Ice
1/8 l Mineralwasser oder Apfelsaft
Minze zum Garnieren

■ Kiwi schälen und in Stücke schneiden. Minze waschen, trockenschütteln, Blättchen vom Stängel zupfen. Kiwistücke, Minze und Papayasaft fein pürieren.

■ Glas zu ca. 1/3 mit dem Crushed Eis füllen, Fruchtmix hineingeben und mit Mineralwasser oder Apfelsaft auffüllen. Mit Minzeblättchen garnieren.

■ Ergibt 1 Drink.

Zubereitungszeit: 10 Min.

Alk	Fett	KH	kcal/kJ
0 g	1 g	21 g	108/454

Exotischer Frühstückscocktail

Zutaten:
3 Kiwis
1 Banane
400 ml Orangensaft
4 EL Instant-Haferflocken

Zubereitungszeit: 5 Min.

Alk	Fett	KH	kcal/kJ
0 g	2 g	46 g	214/895

■ Kiwis schälen, klein schneiden und zusammen mit der geschälten und in Scheiben geschnittenen Banane pürieren. Orangensaft sowie Instantflocken einrühren und 30 Minuten kalt stellen.

■ Fruchtmix auf Gläser verteilen und servieren.

■ Ergibt 2 Drinks.

Tipp
Haferflocken enthalten besonders viel hochwertiges Eiweiß mit den wichtigsten Aminosäuren für eine gute körperliche und geistige Leistungsfähigkeit.

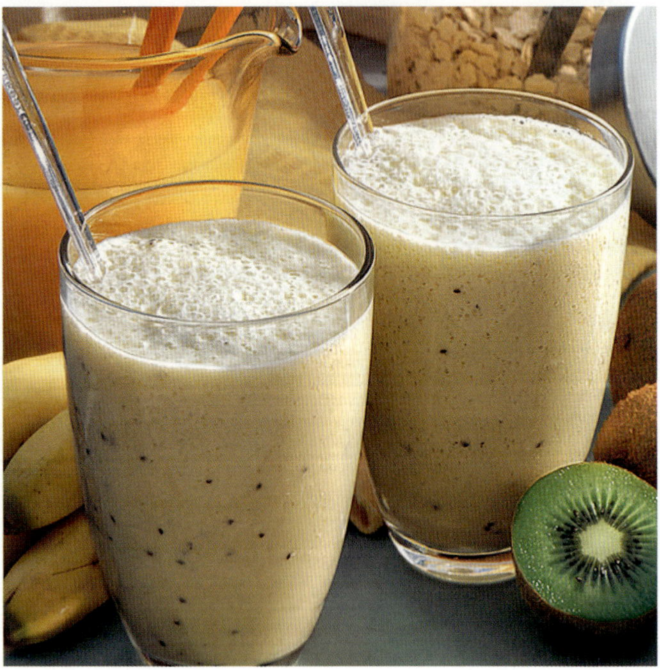

Fruchtbombe

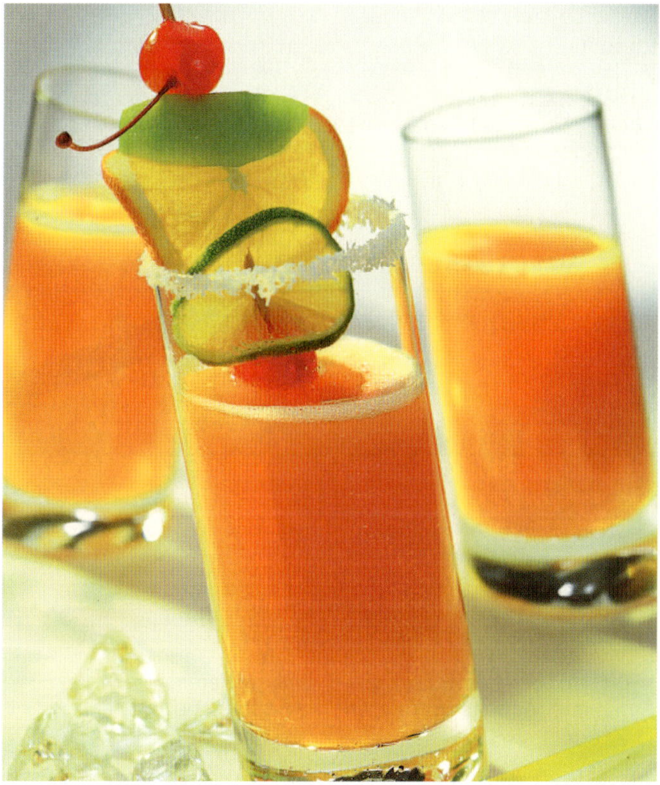

Zutaten:
1 EL Zitronensaft
2 EL Kokosraspel
150 ml Orangensaft
50 ml Bananennektar
1 EL Maracujasirup
1 EL Grenadinesirup
Eiswürfel
je 1 Cocktailkirsche, Kiwi-, Orangen- und Limettenscheibe zum Garnieren

Zubereitungszeit: 10 Min.

Alk	Fett	KH	kcal/kJ
0 g	7 g	45 g	262/1100

■ Den Rand eines Longdrinkglases erst in Zitronensaft, dann in Kokosraspeln tauchen und beiseite stellen.

■ Orangensaft, Bananennektar, Maracuja- und Grenadinesirup mit 3 Eiswürfeln in einen Shaker geben und schütteln. In das Glas abseihen.

■ Cocktailkirsche, Kiwi-, Orangen- und Limettenscheibe auf einen Holzspieß stecken und zum Umrühren in den Drink geben.

■ Ergibt 1 Drink.

Grapefruitshake

Zutaten:
6 cl Rum (40 %)
4 Eiswürfel
2 cl Grenadinesirup
kalter Grapefruitsaft, frisch gepresst
1 Grapefruitscheibe
2 Cocktailkirschen

■ Rum, Eiswürfel und Grenadinesirup in einen Shaker geben, schütteln und auf Longdrinkgläser verteilen. Mit gut gekühltem Grapefruitsaft auffüllen.

■ Je 1/4 der Grapefruitscheibe und 1 Cocktailkirsche aufspießen und Shakes damit garniert servieren.

■ Ergibt 2 Drinks.

Zubereitungszeit: 5 Min.

Alk	Fett	KH	kcal/kJ
10 g	0 g	33 g	219/920

Mango-Pfirsich-Shake

Zutaten:
1 Mango
130 g Pfirsiche (Dose)
250 g Sojajogurt
130 ml Sojakalziumdrink
Ananas zum Garnieren

Zubereitungszeit: 5 Min.

Alk	Fett	KH	kcal/kJ
0 g	14 g	16 g	284/1193

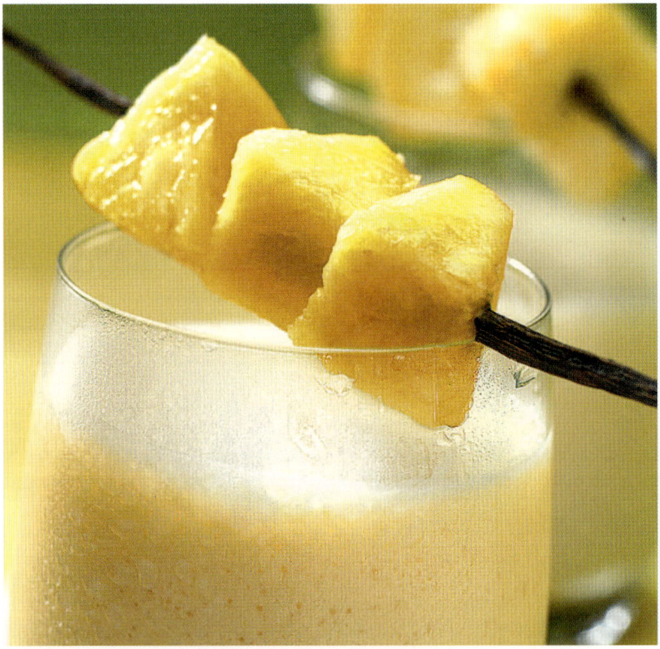

■ Mango schälen, das Fruchtfleisch vom Stein lösen und klein schneiden. Pfirsiche gut abtropfen lassen und klein schneiden. Obststücke zusammen mit dem Jogurt und dem Kalziumdrink in einen Mixer geben und 2 Minuten mixen.

■ Die Mischung in Gläser gießen, mit Ananas garnieren und servieren.

■ Ergibt 2 Drinks.

Calypso

Zutaten:
8 Beutel Früchtetee
2 Orangen
150 g Ananas (Dose)
150 g Melone
Eiswürfel
1 Schuss Weinbrand
Melonenstücke, Orangenschalenstreifen und Minzeblättchen nach Belieben

Zubereitungszeit: 10 Min.

■ Teebeutel mit 1 l kochendem Wasser überbrühen, nach Packungsanweisung einige Minuten ziehen lassen, Teebeutel herausnehmen und den Tee ca. 30 Minuten kühl stellen.

■ Orangen auspressen, Ananas in Stücke schneiden und mit einem Kugelausstecher aus der Melone kleine Kugeln ausstechen. Obst in den Tee geben und mit Eiswürfeln sowie nach Wunsch mit 1 Schuss Weinbrand verfeinert servieren.

■ Die Cocktailgläser können nach Belieben mit Melonenstücken, Orangenschalenstreifen, frischen Minzeblättchen und Cocktailstäbchen garniert werden.

Alk	Fett	KH	kcal/kJ
1 g	0 g	13 g	54/229

Kokos-Melonen-Drink

■ Kokosraspel in einer Pfanne ohne Fett anrösten, bis sie duften. Etwas abkühlen lassen. Mit gekühltem Sojakalziumdrink und Zucker mischen, pürieren, kurz ziehen lassen und durch ein Sieb gießen.

■ 1 Limette heiß waschen und in Scheiben schneiden, zweite Limette auspressen. Melone vierteln und Kerne entfernen. Fruchtfleisch von der Schale lösen und klein schneiden. Melonenstücke in die Kokos-Soja-Mischung geben und pürieren. Mit Limettensaft abschmecken.

■ 16 Eiswürfel im Icecrusher oder in einem Gefrierbeutel mit einem Fleischhammer zerkleinern und in Gläser füllen. Limettenscheiben an den inneren Rand der Gläser stecken. Melonen-Kokos-Drink eingießen und sofort servieren.

■ Ergibt 4 Drinks.

Zubereitungszeit: 15 Min.

Alk	Fett	KH	kcal/kJ
0 g	8 g	35 g	280/1176

Zutaten:
4 EL Kokosraspel
1 l Sojakalziumdrink
4 EL Vollrohrzucker
2 Limetten (unbehandelt)
1 Cantaloupe-Melone
16 Eiswürfel

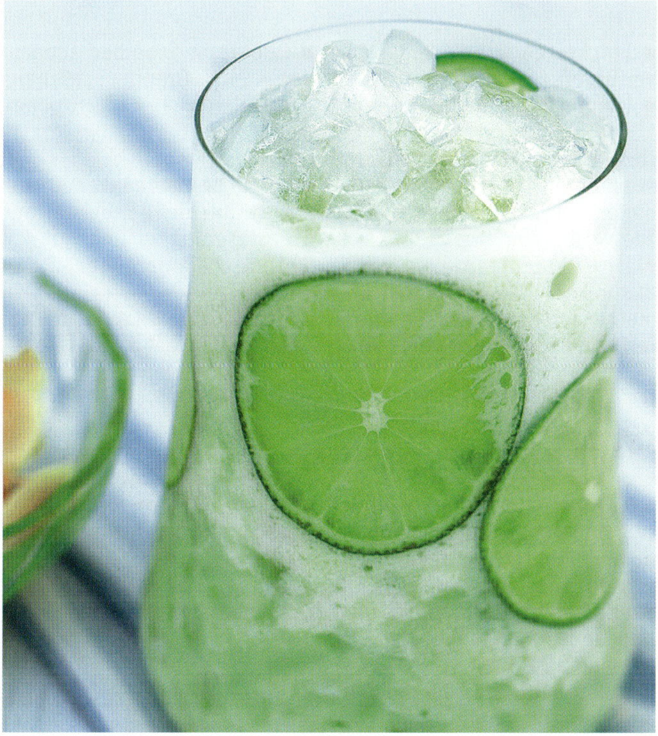

Tipp
100 g Sojabohnen decken 90 % des täglichen Kalium- und ca. 50 % des täglichen Magnesiumbedarfs eines Erwachsenen. Die Eisenkonzentration der Sojabohne ist so hoch, dass 100 g ca. 40 % des täglichen Bedarfs decken.

Tropische Mischung

Zutaten:
1 reife Mango, 2 Kiwis
150 g Ananasscheiben (Dose)
2 kleine Honigmelonen
1 Limette
4 cl weißer Rum
2 EL Limettensaft
3 TL brauner Zucker
1/2 l Wein, aromatisiert mit Ananas bzw. Pfirsich
300 ml Mineralwasser
brauner Zucker und Minzeblättchen

- Mango und Kiwis schälen, Ananas abtropfen lassen und Früchte in Stücke schneiden. Melonen halbieren, Kerne entfernen und das Fruchtfleisch mit einem Kugelausstecher herauslösen.
- Den Boden der Melonen flach schneiden, damit die Hälften gut stehen können. Limette heiß abwaschen, in Scheiben schneiden.
- Früchte in ein Bowlengefäß geben, Rum, Limettensaft und Zucker hinzufügen und ca. 1 Stunde kalt stellen. Gut gekühlten Wein sowie Mineralwasser angießen.
- Bowle in die ausgehöhlten Melonenhälften füllen, mit braunem Zucker bestreuen und mit Minzeblättchen sowie Strohhalmen garniert servieren.
- Ergibt ca. 8 Gläser.

Zubereitungszeit: 15 Min.

Alk	Fett	KH	kcal/kJ
12 g	0 g	28 g	208/872

Mambo

Zutaten:
1/8 l Früchtetee
1 TL Puderzucker
1 Honigmelone, 1 Limette (unbehandelt)
1 Flasche Orangensaft
1 Orange (unbehandelt)
4 Cocktailkirschen
einige Blätter Zitronenmelisse

Zubereitungszeit: 10 Min.

- Früchtetee mit Puderzucker verrühren.
- Honigmelone halbieren, die Kerne herauskratzen. Fruchtfleisch mit einem Kugelausstecher auslösen, die Hälfte davon pürieren und mit dem Tee verrühren.
- Limette dünn schälen, dann auspressen. Orangen- und Limettensaft zugießen, umrühren und auf 4 Gläser verteilen.
- Orange in Scheiben schneiden. Mit Orangenscheiben, Cocktailkirschen und Zitronenmelisse die Glasränder verzieren.
- Restliche Melonenkugeln auf 4 Cocktailspieße stecken, auf die Gläser legen und mit Limettenschale garnieren.

Alk	Fett	KH	kcal/kJ
0 g	0 g	36 g	171/719

Kiwi-Limetten-Bowle

Zutaten:
2 Kiwis
150 g Erdbeeren
1/2 l Orangenlimonade, eisgekühlt
1/2 l Zitronenlimonade, eisgekühlt
2 Limetten
Zitronenmelisse

- Kiwis schälen, längs halbieren und in Scheiben schneiden. Erdbeeren waschen, putzen und vierteln.
- Früchte in eine Karaffe geben und mit eisgekühlter Limonade auffüllen.
- Limetten auspressen und den Saft vorsichtig unterrühren.
- Bowle in Longdrinkgläser gießen, mit der Zitronenmelisse garnieren.

Zubereitungszeit: 10 Min.

Alk	Fett	KH	kcal/kJ
0 g	0 g	35 g	147/618

REGISTER

Register

Text- und Bildquellen

Titelbild: StockFood
Inhalt: alpro soja: 67, 92, 93; Aurora: 77, 80, 81; Bonisolli/Mosaik-Verlag: 79; Brauner/Mosaik-Verlag: 29, 41, 49, 63; CMA Deutsche Butter: 31, 33, 73; CMA Deutsches Rapsöl: 24; CMA/Fleisch: 15; Coca-Cola: 32; Feiler/Mosaik-Verlag: 25, 59; Fuchs Gewürze: 21; Kikkoman Trading Europe GmbH: 46; Knorr: 45; Köllnflocken: 12, 90; Landesvereinigung der Bayerischen Milchwirtschaft: 58, 86; Larsen: 14; Leser/Mosaik-Verlag: 89; Meggle: 42; Newedel/Mosaik-Verlag: 19, 26, 61, 74; Oryza/Reisfit: 47; Ostmann Gewürze: 52; Rama: 22, 40; Schwartauer Werke: 76; Seiffe/Mosaik-Verlag: 69; StockFood: 2/3, 5, 6 links, 8 links, 9, 11, 13, 17, 18, 27, 34, 43, 51, 57, 83, 85; Südwest-Verlag/Plewinski: 75; Südwest-Verlag/Urban: 55; The Food Professionals Köhnen GmbH: 35, 37, 39, 48, 60, 64, 66, 87; TLC/Mosaik-Verlag: 4, 65; Verband der Deutschen Fruchtsaft-Industrie: 88, 91; Wegener/Mosaik-Verlag: 71; Zespri green: 20, 23, 53

Impressum

Einleitungstext: Dipl. oec. troph. Inga Pfannebecker
Chefredaktion: Dr. Angela Sendlinger
Redaktion: Natalie Lambertz
Produktion: Wolfram Friedrich
Umschlaggestaltung: Inga Koch

ISBN-13: 978-3-8174-5000-8
ISBN-10: 3-8174-5000-1
5350001

Besuchen Sie uns im Internet: www.compactverlag.de